叩门艾灸

——从这里认识艾灸

向阳 向云飞 编著

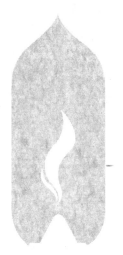

U0206850

中国健康传媒集团
中国医药科技出版社

内 容 提 要

　　本书分上中下三篇。上篇主要介绍了艾灸疗法的历史渊源、文化内涵，艾叶的选择，艾灸疗法的工具、功效、治疗范围，用现代科研方法探究艾灸玄机以及艾灸疗法的补泻和禁忌；中篇介绍了灸疗技术中的艾炷灸、艾条灸、温灸器灸、其他艾条灸、非艾灸疗法以及天灸；下篇重点介绍了养生保健灸、养生保健灸常用腧穴、养生保健灸的处方，最后附有古代熏脐养生灸的处方。本书图文并茂，具有实用性、指导性和易操作性，可供临床医生以及广大中医爱好者阅读使用。

图书在版编目（CIP）数据

叩门艾灸：从这里认识艾灸 / 向阳，向云飞编著 . — 北京：
中国医药科技出版社，2020.8
　ISBN 978-7-5214-1807-1

　Ⅰ . ①叩… 　Ⅱ . ①向… ②向… 　Ⅲ . ①艾灸 　Ⅳ . ① R245.81

　中国版本图书馆 CIP 数据核字（2020）第 080322 号

美术编辑　陈君杞
版式设计　锋尚设计

出版　**中国健康传媒集团** │ 中国医药科技出版社
地址　北京市海淀区文慧园北路甲 22 号
邮编　100082
电话　发行：010-62227427　邮购：010-62236938
网址　www.cmstp.com
规格　710×1000mm 　¹/₁₆
印张　8¹/₄
字数　128 千字
版次　2020 年 8 月第 1 版
印次　2020 年 8 月第 1 次印刷
印刷　北京市密东印刷有限公司
经销　全国各地新华书店
书号　ISBN 978-7-5214-1807-1
定价　32.00 元

获取新书信息、投稿、为图书纠错，请扫码联系我们。

　　艾灸，是中医学的宝贵财富。它伴随着"自然疗法""绿色疗法"的日益深入人心，而成为家喻户晓、人人皆知的大众化健康疗法。

　　艾灸疗法操作简单、疗效显著，在古代就受到世人的尊崇，不仅在民间寻常百姓家中广为流行，而且也受到了士大夫的欢迎，甚至出现了"贵贱争取之，多得其验"的盛况，在唐朝以及宋朝的宫廷中还曾设有"灸师"的职称。

　　当下，艾灸疗法又逢盛世，再显风光。尤其是当老百姓面对"看病贵、看病难"的尴尬局面时，艾灸则成为人们的首选。其治病范围不仅广泛，而且见效快，颠覆了人们对"中医治病慢"的偏见。众所周知，带状疱疹是常见病，一般西医治愈需1周左右的时间，而艾灸加火罐治疗，往往只需要1~2天就可治愈；崩漏是妇科中较为棘手的病症，而采用艾灸隔盐灸肚脐，却往往有立竿见影之效。更难能可贵的是，艾灸可以"治未病"，防患于未然，为老百姓省钱、省时、减痛苦，是人民大众健康的守护神。《医说》中所言的"若要安，三里莫要干"早已为百姓耳熟能详。

　　本书作者二十多年来一直致力于艾灸疗法的普及，"叩门艾灸"则是带读者探窥里面的"奇珍异宝"：叹为观止的灸法历史，艾灸疗法的深厚底蕴、文化内涵，多姿多采的艾灸技法等。通过增强学习和掌握艾灸疗法的信心，让艾灸疗法真正成为大众所掌握的疗法，做自己健康的医生。

由于本书是作者在总结自己过去经验的基础上整理而成，因此，不足及疏漏之处在所难免，恳请广大读者提出宝贵意见。

编　者

2020年5月

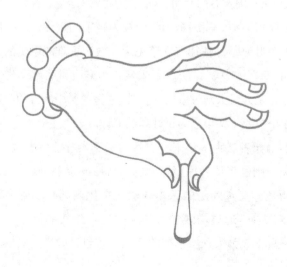

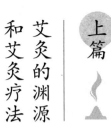

上篇 艾灸的渊源和艾灸疗法

目 录

中篇

多姿多彩的灸疗技法

叩门艾灸——从这里认识艾灸

养生保健灸

下篇

叩门艾灸——从这里认识艾灸

艾灸，已经受到世人越来越多的『追捧』，这自然离不开『盛世多养生』的大环境以及面对当前『看病贵、看病难』的窘况，人们渴望能找到一种既能防病，又能治病的两全方法。艾灸这一沉寂多时的祖国瑰宝，穿越历史时空的隧道，正奇迹一般地展现在人们的面前。

艾灸在古代就与汤药、针刺被并列为治病的三大法之一，其又是世界卫生组织所倡导的『绿色』自然』疗法，最『接地气』。其朴实无华，看似简单，似乎没有一丝一毫的高科技含量，但却蕴含深厚的文化底蕴，是先人实践的积累和智慧的结晶。其所含的机理，至今仍未被破解。艾灸的大门需要我们去叩开，探窥其中的奥秘。

一 有着悠久历史的艾灸疗法

艾灸疗法的历史源远流长，据说其最早的使用是在我国的原始社会。那时由于火的发明，不仅给人类带来了光明，也改变了人类的生活，增加了和自然界斗争的能力。同时人的饮食结构也发生了变化，人类已不再茹毛饮血，已可用火取暖或烧烤食物，但有时会不慎烧伤了身体的某一部位；或长时间熏烤某些部位时，却意外地使某些疾病减轻了或治愈了。于是人们就记住了这些，当同样的疾病再次出现时，就有意识地去烧灼这些特定的部位，以求疾病的减轻或消失。久之，就产生了灸法。在《说文解字》中，关于"灸"，则解释说："灸，灼也，从火音久"，即是烧灼之意。

灸法最早见于文字的记载是在《左传》。它记载了公元前581年秦国太医令医缓给晋景公治病时说："疾不可为也，病在肓之上，膏之下，攻之不可，达之不及，药不治焉"。这里所说的"攻"即灸法；"达"即为针刺。《庄子·盗跖篇》曰："丘所谓无病而自灸也"，这里的无病自灸，实际就是逆灸，亦即是当下流行的保健灸、治未病。

灸法大约在先秦时就已经形成完整的理论体系。这从轰动一时的长沙马王堆三号汉墓出土的帛书《足臂十一脉灸经》《阴阳十一脉灸经》以及《五十二病方》中就可充分体现。书中不仅记述了经脉的循行，而且还记述了病候、灸法以及熨法。

《黄帝内经》成书于战国时代，是我国现存最早的珍贵医学文献。书中有大量关于艾灸疗法的文字记载，并对灸疗的起源、适应证、处方及禁忌等皆多有论述。《素问·异法方宜论》曰："北方者，天地所闭藏之域也，其地高陵居，风寒凛冽，其民穴居野处而酪食，脏寒生满病，其治宜灸焫"。灸焫是古称，亦即现代的灸法。这就告诉我们，北方即是灸法的发源之地。《黄帝内经》在《灵枢·官能》篇中指出："针所不为，灸之所宜"；又云："阴阳皆虚，火自当之"。同时，对于某些具体的病症，还提出了更为详细的艾灸方法，在《素问·骨空论》中指出："灸寒热之法，先灸项大椎"。

最早的艾灸疗法专著，则是三国时期曹操之子东平王曹翕所著《曹氏灸经》，全书共七卷，惜现已亡佚。医圣张仲景也非常擅用灸法，在《伤寒论》中，就指出"病在三阴宜用灸法"。如"少阴病……灸少阴七壮""伤寒六七日……灸厥阴""下利……灸之"。西晋的皇甫谧更在《内经》《难经》和《明堂孔穴针灸治要》的基础上，撰写了《针灸甲乙经》，详细记载了针灸的穴位、禁忌和禁灸俞穴。

葛洪是东晋时期著名的医学家、道学家和炼丹师，被世人称之为"葛仙翁"。其长期在广东的罗浮山地区行医，并在此处炼丹。笔者曾在20世纪末，有幸到此拜谒。传说中葛仙翁的炼丹灶遗址"稚川丹灶"上有葫芦样金鼎；在云峰岩下建有洗药池，四周杂花生树，天高云淡，的确是颐养仙风道骨的好处所。葛仙翁一生著述颇多，尤推崇灸法，其曰："犹施灸者，术虽殊而救疾均焉，况起死回生，孰若灸法之神，且速耶"，其最著名的著作莫过于《肘后备急方》。此书是其在收集大量民间验方的基础上，结合自己的临床实践，总结而成的。书中记述了大量用于危急症的灸疗方法以及最早关于隔物灸的记载。其中隔蒜灸、隔盐灸等方法，至今仍在临床中被广泛使用。青蒿素的发现者屠呦呦获得了诺贝尔医学奖，其一举成功的灵感，也源自于葛洪的《肘后备急方》一书。《晋书》称赞葛洪："洪博闻深洽，江左绝伦，著述篇章，富于班、马，又精辩玄赜，析理入微"。

说到艾灸，就不得不谈我国历史上著名的女医生鲍姑。鲍姑是晋代岭南著名的女医生，其父是广东南海太守鲍靓，其夫则是大名鼎鼎的葛仙翁。在父亲和丈夫的熏陶下，鲍姑成为我国历史上第一位女艾灸师。其医术精湛，治病一丝不苟，尤善治疗赘瘤和赘疣，并成为历史上"中医美容第一人"。其曰："灸法不独愈病，且获美艳"。由于鲍姑经常使用广东的红脚艾作艾绒进行灸疗，因此，后人称红脚艾为"鲍姑艾"。鲍姑在艾灸的实践中，还发明创造了艾灸工具"瓦甑"，方便了操作，提高了疗效，亦促进了艾灸的发展。鲍姑去世后，岭南百姓为了纪念她，在广州的越秀山修建了"鲍姑祠"，并开凿了一口井，名曰"鲍姑井"，后又改名为"三元宫"，内建鲍仙姑殿。殿内除有鲍姑塑像，供后人瞻仰，尚有鲍姑当年艾灸使用的穴位图。图中对骨节经络脏腑均有清楚标注。清代诗人宋广业称赞鲍姑曰："伟哉勾漏令，验乘挟仙配。频来琴瑟音，铮铮杂珮环。晚归采灵药，晨起餐沆瀣。行灸南海隅，仙踪混阛阓。崔生有良缘，赠以越井艾。蜿蜒玉京子，应手得无害"。

唐代大医学家孙思邈，被后世尊称为"药王"。在他的著作《备急千金要方》和《千金翼方》中，皆有大量关于灸疗的内容。他率先提出了艾灸与药物的结合；对于艾灸的量，提出以病症需求为准，重症顽症者施灸须达数百壮；并提出针、灸、药应三者并用。他认为"若针而不灸，灸而不针，皆非良医也；针灸而不药，药而不针灸，尤非良医也；知针知药，固是良医"。其实孙思邈在早年对灸法的作用亦是将信将疑，直至晚年方深信，其曾感慨地说："火灸大有奇功，昔曹操患头风，华佗针之应手而愈，后佗死复发，若于针处灸五十壮，永不再发"。唐代王焘更是极力推崇灸法，在他所著《外台秘要》中对灸法有了更为详细的论述，认为"至于火灸，特有奇能，虽曰针、汤、散，皆所不及，灸为其最要"。王焘又说："经云，针能杀生人，不能起死人，若欲录之，恐伤人性命，今并不录《针经》，唯取灸法"，并提出灸为"医之大术，宜深体之，要中之要，无过此术"。此外还有内载灸1000壮灸方的《灸经图》，记载耳孔灸法的《杂疗病药方》以及《新集备急灸经》等诸多著作。更难能可贵的是，唐代还设医科学校，并设有"灸师"职称，从而把灸疗推向了发展高潮。

到了宋代时，灸法更为盛行，一些灸法的专著也相继问世，如窦材所著的《扁鹊心书》、王执中所著的《针灸资生经》、庄绰所著《灸膏肓俞疗法》。而针灸名家闻人耆年更注重灸法，他认为"凡仓卒救人者，惟艾灼为第一"。在他所著的《备急灸法》一书中，就介绍了22种病症的灸疗方法，非常实用。《扁鹊心书》亦是灸法的专著，书中明确强调了灸法的实用性和效果。如头风症，病情顽固，即使在今天也很难医治，但是采用艾灸治之，却可有意想不到的治疗效果。《针灸资生经》就有这一病症的生动记录："有士人患脑热痛，甚则自床投下，以脑拄地，或得冷水粗得，而疼终不已，服诸药不效，人教灸囟会而愈。热疼且可灸，况冷痛乎！"

金元时代，乃至明清，中医人才辈出，灸疗法也有了突飞猛进的发展，它的应用范围也更加广泛。过去灸法多用于虚证、寒证。刘守真则认为实证、热证也可以使用灸法。其认为灸法可以"引热外出"和"引热下行"。明万历年间的大医学家李梴在其《医学入门》中则认为"凡药之不到，必须灸之"，还认为"实者灸之，使实邪随火气而发散也""热者灸之，引郁热之气外发也"。明代龚居中更在《痰火点雪》中说："灸法去病之功，难以枚举，凡虚实寒热，轻重远近，无往不宜"。此外，元代罗天益的《卫生宝鉴》、危亦林的《世医得效方》，明代杨继洲的《针灸大成》，清代吴谦等人编纂的《医宗金鉴·刺灸心法》、李学川所著《针灸逢原》等书籍中，都有大量的有关灸法的内容。清代，由于在太医院取消针灸，而使灸疗受到了挫折，但在民间却得到了发展，也相继出现了许多灸法专著，如《灸法秘传》《灸法心传》《灸法集验》《采艾编翼》《灸法纂要》等，并发展了"雷火神针"、创制了"太乙神针"，还发明了药捻灸。《艾灸秘传》中更载出了艾灸实用器"艾盏"（图1）。特别是吴亦鼎所编著的《神灸经论》图文并茂，则是又一部

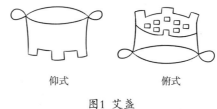

仰式　　　　俯式

图1 艾盏

关于灸法的力作。其曰："夫灸取于火，以火性热而至速，体柔而用刚，能消阴翳走而不守；善入脏腑，取艾之辛香作炷，能通十二经，入三阴理气血，以治百病效如反掌"。

更难能可贵的是，明《针灸大成》的作者杨继洲曾生动地记录下其用艾灸施治的一则病例，以凸显出灸法的神奇。一个夏天，员外郎熊可山患上了痢疾。壮热、神昏、咳嗽、吐血不止，肚子上还长出了一个肿块，疼痛剧烈，难忍，甚至惊厥昏死过去。杨继洲用手一摸，感觉其胸口尚温暖，急忙先用针刺其气海穴，再在穴上艾灸了50壮，只见病人慢慢苏醒过来，肚子上的肿块也消失的无影无踪，疼痛也没有了。随后，杨继洲又给他开了治疗痢疾、咳嗽和吐血的方剂，使熊可山很快恢复了健康。此事在当时曾被传为一段佳话，广为流传。

在解放初期，艾灸也曾被承淡安、朱琏等医家大力提倡。承淡安还创立了中国针灸学研究社，编辑出版了《针灸杂志》和《针灸医学》，为培养人才和弘扬中医文化做出了极大贡献。

最近几年，艾灸疗法得到了突飞猛进的普及和发展，这首先得力于世界卫生组织倡导的"自然疗法"日益深入人心；亦归功于贺普仁、周楣声等国医大师的大力推广以及媒体的广泛宣传等。艾灸疗法已经家喻户晓，人人尽知。人们往往可以不经意地嗅到从胡同里或邻里的屋里散发出的阵阵艾草香气；亦会听到人们在相互问候时，往往加上一句"最近艾灸了吗？"尤其是每年夏季的"三伏灸"，医院里都会出现"排长龙"的盛况。人们相信艾灸，喜爱艾灸，艾灸亦成为人们生活中的一个重要组成。艾灸的治疗范围也在不断扩大，据说可以有效地治疗四百多种疾病，即使连西医目前深感棘手的疑难病症，艾灸亦往往会令奇迹出现。周楣声教授就曾对艾滋病的治疗做出了卓有成效的探索，而且取得了可喜的成绩。这为艾灸的发展，开启了一扇新的大门。奇迹的不断出现，也彰显了艾灸的神奇，它正在不断地将奇迹、希望和遐想带给人们。

笔者也用了二十年的时间致力于弘扬和普及艾灸疗法，并用灸法治愈了许多疾病。众所周知，不孕症是较难治疗的疾病，尤其是男女双方检查的结果，各项指标均在正常范围内，而又没有其他明显症状者，更难医治。下面这个鲜活的病例就告诉我们艾灸究竟有多么神奇，往往会出现人们意想不到的结果。小张，女性，今年27岁，老家在甘肃，5年前只身来到广州打拼，在某公司做业务工作。3年前找了一男友老于，老于今年36岁，离异，身边有一子已10岁。老于在广州经营一家文具店，虽不是什么大老板，但也衣食无忧。小张先前曾有过两段恋情，但都无果而终，并为此也曾付出过代价，先后两次做过人流。这次和老于相识，小张感到不能再挑拣了，应踏实下来了。自忖：如能和老于加深感情有了两个人的孩子，那该多好啊。愿望有了，但结果却未能如愿，尽管两人在一起生活了3年，但小张却始终未孕。原因何在呢？到医院里医检也未查找出病因。

在朋友的介绍下，小张转而寻求艾灸疗法的帮助。根据其症状：小张由于怕老于和自己分手，而精神情志紧张，更由于求子心切，所愿不遂而致肝疏泄失常，气血不和，冲任失资，而不能受孕。陈修园在《女科要旨》中说："妇人无子，皆由经水不调，经水所以不调者，皆由内有七情之伤"。而其又两次堕胎，造成胞宫受损，气血运行受阻，而更难于受孕成胎。故治疗则应调气养血，补益肝肾。为其选择的穴位是：期门、章门、肝俞、关元、肾俞、腰阳关（图2）。每次选取2～3穴，每穴施灸20分钟，隔日治疗1次，15次为1个疗程。并嘱其放松心态，"子不可强求也，求子之心愈切，而得之愈难"。

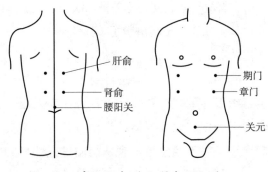

图2 期门 章门 肝俞 关元 肾俞 腰阳关

经过3个月的艾灸治疗，小张果然如愿以偿，后如期产下一子，这让小张欢喜不迭。

国内开花，国外亦香。艾灸在国外也开展得如火如荼，并已普及到一百多个国家和地区。其实早在南北朝时（公元552年），我国即将《针经》赠给日本钦明天皇，公元562年秋，吴人知聪携《明堂图》等书籍160卷东渡日本，将艾灸等医术传入日本，受到日本朝野的重视与欢迎。现在艾灸在日本仍然非常盛行与普及，无论是在城市或乡村，每一个街巷、路口都有艾灸所，而且各自成为不同的流派，颇具百花争艳之势，而人们也把艾灸看成是一种享受。日本的生活和工作都是"快节奏"，这让一些劳动者往往"过劳"。但艾灸却让他们得到了意想不到的享受，一位三十多岁的女性在接连做过几次艾灸以后，愉快地说："我感到艾灸是一种奢侈的享受，不仅休息了大脑，而且增添了体力"。在公元541年，灸疗方法传到古朝鲜，朝鲜一直把《针灸甲乙经》《针经》《明堂经》作为医学必修课。在17世纪，艾灸疗法又由日本传到欧洲的法国、荷兰、德国、比利时等国。1972年随着尼克松访华，"针灸热"又风靡了整个世界；而艾灸疗法也伴随世界卫生组织的"世界传统医药日"的确立而受到了世界瞩目。现在中国中医科学院国际培训中心，就有专门的教授讲授艾灸。艾灸也让一些外国人尝到了甜头，一对美籍华人夫妇结婚已十余载，但一直没有小孩，总让他们感到美中不足，花了不斐的美元，做了人工受精，但却不能如愿以偿。一个偶然的机会，在他们半信半疑地做了3个疗程的艾灸后，却美梦成真。从天而降的幸福让他们目瞪口呆，指着改变命运的温灸盒连连说："一千零一夜的魔盒"。

皮肤病一直是英国人挥之不去的困扰，但艾灸却让"意想不到"的事发生了，一位中年的英国女性，在林美君医师处做了一个多月的艾灸后惊诧地发现，不仅面上红润光彩，而且困扰她多年的背上皮肤糜烂像沼泽一般的湿疹也奇迹般地隐遁了，这令她的朋友们都大跌眼镜。更让其意想不到的是心情也变得愉快、开朗了。她认为：这是艾灸净化了她的心灵。

随着"自然疗法"的日益深入人心，"艾灸热"亦在世界各国蔓延、升温，同时也给他们带来无限遐想。

二 艾灸的文化内涵

一提到艾灸，人们马上会想到一定是用"艾"来施灸。其实最早当人们刚开始掌握灸疗时所用的材料，很可能是树枝（桑枝、松枝等）或野草，经过漫长的摸索和经验的积累，才找到既易燃烧，又具有治疗作用的"艾"，这才正式有了"艾灸"。

艾是一种常见的植物，也是一味普通的中草药，但是在中国文化的元素中却蕴含着丰富的知识和内涵。人们不仅用它祈福生活的美满和平安，又用它来解除病痛，护佑健康。同时又以艾的温馨，让人们赏心悦目地细细品尝着它的滋味，惊诧着先人的伟大发现。

① 传统习俗中的艾

艾，又被称之为艾草、香艾、家艾、苦艾和艾蒿（图3）。传说艾有驱邪辟秽作用，古代常用它来占卜，特别在端午节前后，家家户户都会在门口悬挂，或在屋门插上用红纸扎好的艾草，亦或点燃将屋内各处熏过，据说凡是艾熏过的地方，一年都无蛇虫鼠蚁，人畜平安。并且艾还可以赶魔驱邪，保佑家宅和人丁吉祥平安（图4），因此，亦有"清明插柳，端午采艾"的谚语。农历五月俗称"毒月"，农历的五月五日为"阳极之日"，又叫"天中节""驱邪节"。这一天阳气最盛，阳气极盛必然会产生"热毒"之类的"邪气"，就会扰乱家宅的平安和谐，不利于人们的身体健康。这时人们就要采集艾草，用艾来驱毒辟邪。据晋代《风土志》记载，每逢端午节这一天，人们都要把艾草扎成人形，或编织成虎的形状，亦或用彩布剪成虎形，然后再将艾草粘

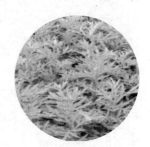

图3 艾叶

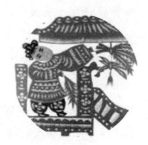

图4 端午节挂艾草

贴上去，这样编成或剪出的物件就被称为"艾虎"。妇女们则在端午节这一天开始把"艾虎"别在发际，男人则将"艾虎"佩戴在胸前或挂在腰间，小孩则用五彩线条绑在手臂上，被称为"长命缕"，有"令人不病"的作用。在这一天，人们还要把采摘的艾叶和糯米一起做成"蒿子糍粑"，寓意食后可"攘病保安康"。南朝学者宗懔在《荆楚岁时记》中记载，五月初五"鸡未鸣时，采艾似人形者，揽而取之，收以灸病，甚验。是日采艾为人形，悬于户上，以攘毒气"。对于此时艾灸祛病的盛况，《南史》亦有当时灸法盛行的记载："贵贱争取之，多得其验，二十余日都下大盛，咸云圣火，诏禁之不止，火灸至七炷而疾愈"。

此外，人们还经常把艾草、菖蒲、雄黄、檀香等装在小布袋内做成香囊用五彩线系着，挂在身上，以得健康（图5）。民间认为，艾草还有招百福的作用，有些地方在端午节贴"午时联"，曾这样写道："手执艾旗招百福，门悬蒲剑斩千邪"。寄托着人们向往幸福生活，痛恨贪官污吏的美好愿望。

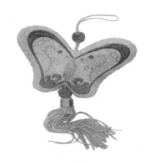

图5 内有艾草、菖蒲、雄黄的香囊

② 艾的医用价值

艾是多年生草本菊科植物，全国各地都有。但以湖北蕲州地区出产的蕲艾秆高、叶厚，被认为是质量最好的道地药材，艾在中药中所用部分为艾叶（图6）。艾叶的药性，梁代陶弘景在《名医别录》中说："艾叶，味苦，微温，无毒，主灸百病"。《本草从新》亦说："艾叶苦辛，生温熟热，纯阳之性，能回垂绝之阳，通十二经，走三阴，理气血，逐寒湿，暖子宫，止诸血，温中开郁，调经安胎……以之艾火，能透诸经而治百病"。清代吴亦鼎更在其所著的《神灸经纶》中说："夫灸取于火，以火性热而至速，体柔而用刚，能消阴翳，走而不守，善入脏腑。取艾之辛香作炷，能通十二经，入三阴，理气血，以治百病，效如反掌"。用艾叶可治疗多

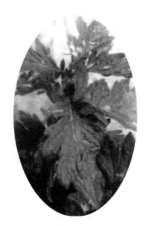

图6 蕲艾叶

种疾病，如腹中冷痛、四肢不温、小腹疼痛、子宫寒冷、久不受孕、虚寒性痛经、月经过多、崩漏、胎动不安、湿疹、皮肤瘙痒等等，不胜枚举。当代中医大师蒲辅周教授擅用小方小药为广大民众治病，其用之有效的经验方"当归艾叶汤"，对经行腹痛，下腹凉，手足不温，多年痛经，月经不调之各种痛经症，服后可立即见效。其处方如下：当归30g、生艾叶15g、红糖60g。煎煮2次，分早、中、晚温服，每月经期服用。另外，艾叶还可外用治疗痔疮。现在饮食结构的变化，让患痔疮的人越来越多，俗话说"十人九痔"。痔疮病虽不大，但给人造成的不便却很大。此时，可选用艾叶15g煮水外洗，则立即可使不便得到化解。如果痔疮没有出血，更可加少许川椒共煮外洗，疗效更佳。艾叶和川椒煮水，不仅可治痔疮、肛门瘙痒，还可用其泡脚，治疗脚凉脚冷；尤其是对冬季冻脚、脚后跟皲裂，效果非凡。不仅有治疗，而且有预防作用。此外，还有人用艾叶和薏米一起煮水洗浴患处，用来治

疗湿疹，疗效显著。总之，艾叶的医用价值十分广泛。

在我国南方的农村至今仍保留着用艾叶防病治病的习俗。如对于易于流产的女性，可在怀孕后服用"艾叶煮鸡蛋"，用于保胎。我国北方的女性生完孩子都要坐月子，不出门、不洗头、不洗澡；否则容易得"月子病"。而南方气候湿热，夏天则闷热不堪，如坐月子则更"苦不堪言"，于是她们就选用艾叶煮水来洗头、洗澡，以避免患上"月子病"。中医认为："动则生阳，静则生阴"，故这些人多阳气不足。在生完小孩之后，这些人往往会出现手脚甚至肩颈等多处疼痛的"产后关节痛"病症。而治疗的最好方法，就是用艾叶水泡澡。处方如下：新鲜艾叶100g（干品50g），生姜适量，一起煎煮20分钟，放入浴缸中，再加入温水，使水温在41℃左右，然后洗身子或泡澡。我的一个山西学员阿霞就在生完孩子后，用艾叶煮水洗头、洗澡，果然产后健康，没有患上任何"月子病"。

同时，养生也离不开艾。我国广东客家人一到冬天就用野艾根、猪脊骨炖鸡汤。其中野艾根20g、红枣6个、猪脊骨150g、光鸡半只、生姜3片，炖约3小时便好。据说有养血益气填髓之功效，是客家农户冬天的养生汤水。

③ 艾灸可治百病

艾灸，是艾叶做为药用之外的另一主要用途。将艾叶捶捣取绒，将其点燃，熏烤俞穴，用以防病治病，并且神验无比。《外台秘要》就曾说："是以御风邪以汤药、针灸、蒸熨，皆能愈疾。至于艾火，特有其能，针、药、汤、散皆所不及者，艾为最要"。甚至还提出："诸疗之要，艾火为良，要中之要，无过此术"。迄今为止，艾灸治病的机理虽然仍不十分清楚，但是其活人无数的治疗实践，尤其当针、药以及其他方法治疗，效果不明显时，运用灸法却可获得意外效果。这亦是古老的灸法能经久不衰，而受到世人欢迎之原因所在。

我在艾灸实践中体会到，艾灸的确可以治百病。我曾用艾灸治疗过内、妇、外、幼、皮肤科等各种疾病，效果都很好，甚至超过预期。即使对一些较难治疗的杂病，也都取得了较好的临床效果。在诸多的病例中，甘肃的一个典型病例，让我事隔多年难以忘记。事情是这样的：一位人到中年的女性在下岗后开了一家美容院，不巧其丈夫后来也下了岗，家中还有一个十二岁的女儿。美容院的生意还可以，本应一家其乐融融，但其丈夫由于下岗，心情不畅，经常喝酒，酒后两夫妻时常吵架。丈夫没有经济地位，也吵不过妻子，闷在心里，就迁怒于女儿。一次，夫妻又吵嘴，丈夫就找碴咒骂女儿，女儿受了委屈，也不敢说话，回到自己屋里，越想越委屈，就上吊自杀了。其妻这时正来月经，一急一气月经立即就没有了。这样一连两年月经都没有来，这期间夫妻二人也互不讲话。在这期间，虽也曾多次到医院看病、吃药，但经讯却遥遥无期。

叶天士说："女子以肝为先天"。肝郁不达，肝气不得疏泄，则气机怫结，气血失调，影响冲任而致经闭。面对这位女性的这种情况，我认为正是气滞血瘀造成的闭经，故应行气消瘀活血。我让其艾灸期门、肝俞、中极为一组；（左）章门、胆俞、腰俞为另一组，两组交替，隔日艾灸1次（图7）。一连艾灸了近

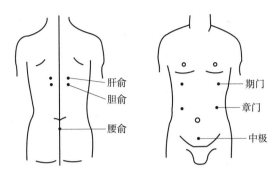

图7 期门 肝俞 中极 章门 胆俞 腰俞

两个月，始终没敢间断，其月经终于来了，这时夫妻俩才开始了讲话。但是月经量不太多，需继续调理。大约连续调理了半年，月经才真正正常。但其又询问说："想要怀孕，是否可以？"我认为其虽已40岁，但是经产妇，现在月经已正常，应该没问题。就又为其调整了补肾濡养子宫的穴位。半年后，她来电话告之已怀孕，我表示了祝贺。后其如期产一男婴。

闭经是常见的妇科疾病，西医认为是由于内分泌失调造成的，中医则认为气血不和才是其根本原因。气和血是相互依存，相互滋生。"气为血帅，血为气母，气行则血行，气滞则血瘀，血瘀气亦滞"。古人辨证将闭经分为两个类型，即虚实两类。虚多指气血不足，实则多为气滞血瘀，寒凝血脉和瘀血内阻。

事实正是如此，现代女性闭经真正因营养不良、气血虚者少之又少；而大多为实证：喝冷饮，饮冰水，穿露脐装、露背装、超短裙，露大腿。这些不良习惯，都会使寒邪内入；而人工流产的熟视无睹，更会造成经脉的损伤；在生理上，女性就气有余，更易感情用事，易于怫郁，造成气机不利，气滞血瘀。因此，女性在工作和生活压力不断加大、精神日益紧张的情况下，应调节情志，放松自己，注意保暖，就会拒疾病于千里之外。

三　艾叶的选择

俗话说：工欲善其事，必先利其器。艾灸疗法也是这样，要想取得好的治疗效果，必须选取上好的艾叶，这就是艾灸疗法的利器。

①　灸法用艾最好

艾灸，当然用艾最好，这也是先人们经过数千年的实践检验得出的结论，才选取既易点燃又具有药理作用的"艾"做为艾灸的主要材料。艾灸产生出来的热刺激，"其热气内达，通筋入骨"，故其治疗效果，是任何别样材料所无可比拟的。这也正如日本东京针灸学院院长阪本贡所说："在人体予以温热之刺激，其最适宜之燃料，莫如艾叶，因其有种种特长。就施灸言之，艾叶燃烧将终，在瞬息间，艾之温度直入深部，感觉上似有物质直刺之状，且发生畅快之感觉。若试以燃烧之火箸或烟草，则觉表面热痛而无畅快感觉，且灸点在同一点上，不论何壮，皆有快感。其灸迹虽予极强按压，或水浸，或热蒸，皆不变若何异状。此种奇效，实为灸时特有之作用，发明用艾灸治，诚古人之卓见也"。

用艾草灸治，尤其是使用陈艾，效果非凡。其热力透入俞穴，沿经络直达病所，而将病邪排出体外。此亦正如古籍《备急灸法·骑竹马灸法》中写道："灸罢二穴……其艾火即随流注先至尾闾，其热如蒸，又透两外肾，俱觉蒸热，移时复流足涌泉穴，自下而上，渐渐周遍一身"。

夏日的一天，来了一位七旬老者。其自述：最近几天由于天气炎热，特别是到了晚上，房间里就像蒸笼一样，但又不敢开空调，只好整夜开风扇。昨日晚上又吹了一夜的风扇，早起后就感到肩部有点不舒服，特别是坐定后，一阵阵感到酸痛。这不，有点不舒服也不敢耽误，就请您帮忙治一下。检查：两上肢活动自如，右上肢肩胛上外缘近肩峰处的骨缝有明显压痛。舌苔薄白，脉沉细。此证应为痹证，为肾气亏损，寒邪客络。治疗则应温散寒邪，疏通经络。我建议采用艾灸法为其治疗，其欣然接受。俞穴，我选取的是阿是穴，亦即痛点。当我采用"回旋灸"，施灸了片刻后，患者说："感到有一股热流，从肩上方进入，十分惬意、舒服"。一共施灸了约30分钟。灸罢，患者感到酸痛已无。我又嘱其回去后注意防风寒、肩部保暖，风扇也决不能对着身体吹，最好多用扇子。因年纪已大，身体已虚弱，要预防外邪的入侵。

痹证是常见疾病，《素问·痹论》认为是"风寒湿三气杂至合而为痹也"。此病一般多见于冬季，但现在夏季也不少见，由于夏天天气炎热，一般都喜凉怕热，喜吹空调、风扇，而使风、寒、湿等邪气闭阻于经络脏腑，导致气血运行不畅，不通则痛而为痹证。此位患者，年逾古稀，肾气已虚，又整夜用风扇对着身体吹，而使风寒乘虚而入，客于经络，寒为阴邪，主收引凝滞，以致令经络气血闭阻，不通则痛。根据"寒者热之"的原则，故采用艾灸法最为恰当，通过艾灸可温经散寒，疏通气血，通则不痛。故此症仅通过半个多小时的艾灸，就消除酸痛而治愈。此外，还可使用艾叶和粗盐热敷，治疗痹症。取粗盐500g，炒热后加入艾叶50g，一起装入布袋内，对患处进行热敷，疗效显著。

②〈 艾叶的性状和成分 〉

艾叶，是多年生草本菊科植物艾的干燥叶片，全国各地山野之中均有生长。其春天生苗，茎高可长至0.6~0.9m，茎直立，呈圆柱形，单叶，互生；叶片形如菊叶，有羽状深裂，裂片椭圆状披针形，边缘有不规则粗锯齿；叶表面为深绿色，背面为灰白色，上生有白色绒毛，质柔软，折断为白色。近顶端叶多为披针状，边缘无分裂，叶与茎中有许多细胞孔，上有油脂腺，可以发出特有的香气；夏秋之时，在茎梢上开淡褐色花，花呈圆筒状花冠，其中排列着小头状花序，微有气息，花期多在农历6~9月，但花多不入药。

艾叶可入药，俗话说："五月艾，六月蒿，七月拿来当柴烧"。故艾叶的采摘多选在农历4~5月，花未开，叶茂盛之时。艾，全国各地均有，但以湖北蕲州所产者为最好，主要得意于其水土之宜，其艾叶厚而绒毛多，性质浓厚，功力最大，故被称为蕲艾。

艾叶之所以入药，可以取效，是因其叶中含有多种化学成分。其中主要为挥发油、胆碱、维生素B、维生素C、菊糖、鞣酸、树脂、蛋白质等。其所含挥发油，主要是由水芹烯、毕澄茄烯、侧柏醇，其次为萜品烯醇、β-石竹烯、松油烯醇、蛔蒿醇、芳樟醇等20余种成分组成。艾叶具有降低毛细血管通透性，诱导血小板凝集的作用，故可止血；对金黄色葡萄球菌，溶血性链球菌和杆菌、真菌及肿瘤细胞的增殖有抑制作用。这与在艾灸的实践中，用艾可灸治多种疾病是完全相符的。笔者等就曾使用艾灸治愈过结核杆菌引起的肺结核，链球菌感染引起的肾炎，病毒引起的寻常疣和带状疱疹，金黄色葡萄球菌引起的脓疱和毛囊炎及疖病等以及由真菌引起的手足癣等疾病。

坐板疮就是由葡萄球菌引起的疾病。此病西医则多主张手术，但术后易复发；而用艾灸疗法既简单，又治疗得比较彻底。下面略举一例：老贾是我多年的朋友。一天，其领来一位同事，让我帮忙看看。病人今年43岁，男性，在某饭店做厨师工作。称自己这一年多来在臀部经常长疙瘩，虽然也多次到医院看过，甚至还做过两次手术，但治愈后，没几天就又反复，就这样此起彼伏，反反复复，时好时坏。医生说："这叫坐板疮，很难除根。"最近这两天臀部的疙瘩又起来了，疼痛难忍，坐立不安，并且走路都不方便，一跛一拐。

查看其皮损，只见在两臀处各有两枚疖肿，高出皮肤，如黄豆大小，彼此为邻，色红漫肿而痒，按之较硬有压痛，遂建议其做艾灸治疗。取穴：阿是穴、肺俞、心俞、膈俞、大肠俞（图8）。操作方法如下：阿是穴（即坐板疮处）采用隔蒜灸，选独头蒜，切一元硬币厚，蒜片上用牙签戳几个洞，放在疖肿上，用艾炷施灸，每次灸4～6壮。其余穴位则采用艾灸盒（罐）温和灸，每次每穴灸20～25分钟；每日治疗1次。第二天治疗时，其面带喜色，表示灸后感觉痛痒减轻，碰一下也

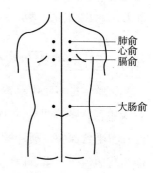

图8 肺俞 心俞 膈俞 大肠俞

没有原来那么痛了，走路也不妨碍了。经5次治疗以后，诸症皆消。嘱其愈后注意饮食，少吃辛辣食物和油腻食物，不要喝酒，多吃蔬菜和水果。半年后随访，未再复发。

坐板疮，是中医名称。又称为"痤痹疮""猪灰疮"，西医称其为臀部多发性疖肿、臀部毛囊炎。是以臀部反复发生疖肿为特征的皮肤病。清代《疡科心得集》记载："痤痹疮者，名坐板疮。生于两股，密如撒粟，尖如芒刺，痒痛非常，浑身毛刺，甚者皮损粘衣。此由脾经湿热湿毒郁久而成，或有因久坐卑湿之地，或坐烈日石上，酿成湿热，亦能致之"。此病多见男性成人，缠绵难愈易反复。中医认为其病因多为湿热内蕴，郁久化毒；或感受湿邪，湿生热化毒；亦或外染毒邪，滞留肌肤，伺机而发。治疗则宜清热利湿，解毒散结或补气托毒，扶正祛邪。

本例患者，在饭店做厨师工作，恣食肥甘厚味，嗜饮浓茶，少于运动，酿成体内湿热，湿毒蕴积，湿性下注，故停滞在下焦，郁久而成。须清热利湿，解毒散结而治之。取阿是穴可直达病所，迅速取效；而隔蒜灸，是因为大蒜性味辛温，入

肺、胃、大肠经。具有消肿、排毒、止痛之功效；施艾灸则可借艾之力，使疔肿之热毒随火气而发散。肺俞则因肺主皮毛，皮肤上的病，必须取肺俞。心俞则因"诸痛痒疮皆属于心"。膈俞则因其为血会之穴，可以凉血、活血、散结。大肠俞则可清湿热排毒素。故此湿热、毒邪得排，血脉通畅，硬结消散，坐板疮则愈矣。

③ 艾叶陈久者良

中草药一般多选用新鲜者，唯有艾叶则多选用陈久者。古人认为："艾叶五月采摘，曝干，陈久者良"。医家也大多主张用陈艾施灸治疗疾病疗效好。故《孟子》认为："七年之疾，求三年之艾"。

艾叶一般在每年农历3～5月花尚未开时采摘，要挑选叶片肥厚、新鲜者，捡除其内杂质，筛去尘土，除去腐烂或发霉叶片，放置在阳光下暴晒、干燥，再进行加工，艾存放时间越长久越好。

艾的存放时间长短，质量高低，对灸治的效果有一定影响。质量差的艾生硬不能捏成团，不能做直接灸，因其燃烧时火力较暴，容易"嘭嘭"作响，有火星散落，易烫伤患者或烧坏衣物。我曾在给患者艾灸时使用过新买的艾条（一般买回后，应存放半年后再用），放在艾灸盒内灸其背部，时间没过多久就听到"啪啪"响，患者连连高喊"烫烫"，我拿开艾灸盒一看，艾火蹦出的火星，已将其后背的皮肤上烫出几个小白点，就马上换用陈艾条，则燃烧良好，患者感到融融惬意。

四　艾灸疗法的用具

艾灸的用具就是艾绒，以及由艾绒制成的艾炷和艾条。但在艾绒的选用上十分讲究，此正如清·吴亦鼎在《神灸经论》中的精辟论述："凡物多用新鲜，惟艾取陈久者良。以艾性纯阳，新者气味辛烈，用以灸病，恐伤血脉。故必随时收蓄、风干、净去尘垢，捣成熟艾，待3年之后，燥气解，性温和，方可取用"。

① 艾绒

艾绒的制作，可在每年的3～5月间，最好在农历端阳节前半个月采制为最佳，《艾灸通说》则认为"四五月间，连茎刈取，曝干收叶"。这时应选择新鲜、

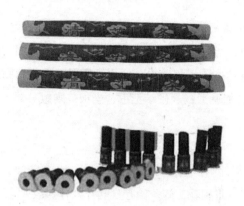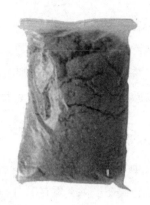

图9 市售艾条、艾炷、艾绒

肥而柔嫩的艾叶，将其晒干或放在干燥箱中烘干，再放到石臼内或碾槽内反复舂捣、碾压使其碎成絮状，筛去灰尘、杂质及纤维，如此反复多次，则可成软细如棉的艾绒（图9）。

关于艾绒的制作，李时珍在《草本纲目》中说："凡用艾叶，需用陈久者，治令细软，谓之熟艾。若生艾，灸火则易伤人肌脉"。又说："拣取净叶，扬去尘屑，入石白内，木杵捣熟，罗去渣滓，取白者再捣，至柔烂如绵为度。同时焙燥，则灸火得力"。

艾绒又分为两种，以上方法大多制出的为粗艾绒，一般含杂质、生硬、不易成团，挥发油尚存于内，燃烧时火力暴躁，多用于间接灸。此法一般500g艾叶，可得300～350g艾绒。如再精细加工，经数十日晒杵，筛拣数十次，则可得优质艾绒，一般500g艾叶，可得100～150g艾绒。此艾绒为土黄色，柔软、干燥、无杂质、易燃烧、易成团，热力温和，存放时时间久者更佳，久经日晒，火力柔和，挥发油挥发已尽，可用于直接灸。此灸时可令患者痛感较轻，感觉快活，精神振奋。

艾绒制成后，必须存放一段时间后才可使用。但艾绒极易吸水受潮，故必须存放在干燥密闭的容器内，天气晴朗时可取出暴晒。谨防潮湿和霉变、虫蛀，应随用随取。

②艾炷

艾炷，就是用艾绒做成一定形状的小团，一般多呈上尖下平的圆锥形。其手工做法是：用拇、食、中指拢捏艾绒，边捏边旋转，捏紧实即可（图10）。艾炷器制作：艾炷器多用有机玻璃或塑料制成，外观呈长方体，上有数个大小不一的空洞。制作时，将艾绒放到艾炷器的空洞中，用圆棒一端压入洞孔，将艾绒压紧，成圆锥形小体，再用细铁丝从底面小孔顶出即可得艾炷（图11）。

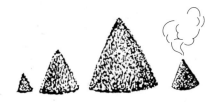

图10 艾炷

现代艾炷的制作多采用机器制作，用机器制成小圆柱形的艾炷，如香烟粗，长约1cm。

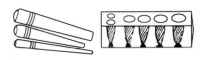

图11 艾炷器

艾炷形状的大小，因用途不同而各异，并且艾炷的大小还与疗效的关系十分密切。此正如《明堂经》云："艾炷以小筋头作，如其病脉粗细，状如细线，但令当脉灸之，雀粪大者，亦能愈矣"。《明堂下经》亦云："凡灸炷欲下广三分，若不三分则火气不达，病不能愈"。

古代艾炷的大小多有："雀粪大""粟米大""绿豆大""梧桐子大""苍耳子大""半个枣核大""莲子大""银杏大""鸡卵黄大"等名，其施灸的部位也多有不同。

小艾炷：艾炷小如麦粒、雀粪，多用于头部及四肢部位。

中艾炷：艾炷如黄豆大小或半截枣核大，多用于胸腹及背部。

大艾炷：艾炷如半截橄榄或筷头大小，多用于胸腹和腰背部。

现在临床使用的艾炷多为标准艾炷，其可分为大、中、小艾炷及麦粒艾炷。

大艾炷：炷底直径1.2cm，高1.5cm；

中艾炷：炷底直径0.8cm，高1cm，约重0.1g，可燃3~5分钟；

小艾炷：炷底直径0.5cm，高0.8cm；

麦粒艾炷：将艾绒捻成麦粒大小。

艾炷除制做成圆锥状外，还可做成牛角形艾炷，即空心艾炷，此可见清·廖润鸿补编《针灸集成》一书；纺锤形艾炷，是两头尖状如纺锤或如同鼠粪，可见《千金翼方》。此二形艾炷目前已很少使用。

③ 艾条

目前在临床中，除急救或面对一些疑难病证偶用艾炷施灸外，大多采用艾条施灸。艾条灸又被称为艾卷灸。是用纸包裹艾绒卷成圆筒形的艾卷而成。艾条灸最早见于明初，在朱权《寿域神方》卷三灸三阴证中记载："用纸实卷艾，以纸隔之点穴，于隔纸上用力实按之，待腹内觉热，汗出即差"。《本草纲目》亦曰："用时于灯上点着，吹灭，隔纸十层，乘热灸于患处，热气直入病灶"。由于此法操作简单，疗效好，无痛苦，患者还可自己操作，故临床较多使用（图12）。

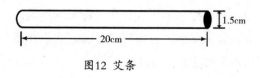

图12 艾条

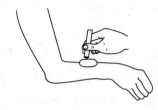

图13 太乙神针灸

随着灸疗的发展，后来又在艾绒中加入药物，并用七层纸或红布包住点燃的一头，实按在穴位或患处。由于其操作似针刺，故名曰"太乙神针""雷火神针"。

太乙神针是在雷火神针的基础上对药物组方做了变动，治疗范围有了扩大，可用于治疗各科疾病。其方可见《本草拾遗》（图13）。

太乙神针方：人参四钱、三七八钱、山羊血二钱、千年健一两六钱、没药一两六钱、炮甲八钱、小茴香一两六钱、苍术一两六钱、蕲艾一两六钱、麝香四钱、防风六两四钱、甘草二两三钱。以上十六味药，共碾细末，每用药末一两，卷成大艾条一根，即为太乙神针。

雷火神针可见《疡医大全》，多用于治疗风寒湿痹，闪挫肿痛。《针灸大成》说："治闪挫骨间痹痛及寒湿气痛而畏刺者"。

雷火神针方：蕲艾一两、朱砂二钱、炮山甲一钱、桃皮一钱、川乌一钱、乳香一钱、雄黄一钱、没药一钱、硫黄一钱、麝香五分、草乌一钱。以上十一味药，共碾细末，以桑皮纸卷成大艾条一根，谓之雷火神针。

雷火神针灸在我国多个地方已有开展，如四川、广州、北京等地。其火力烈，药力猛，渗透力强，可穿肌入骨。此法多用于治疗跌打、损伤、风湿、颈肩腰腿痛、骨质增生、网球肘、胸腹胀满、中风偏瘫等引起的不便或疼痛。但现在亦有用于治疗耳聋耳鸣、鼻炎、近视、妇科炎症以及减肥。在治疗时，不同的病症，雷火神针中，中药配方组成不同且施灸不同穴位。

当前使用较多的则为纯艾条和药艾条两种。其制法分别如下：

纯艾条：取30cm长、20cm宽的桑皮纸或卷烟用纸，将24g艾绒均匀放在纸上，用手搓转成直径为1.5cm的圆柱形，卷的松紧应适中，太紧则不易燃烧，太松则施灸时易掉火星。卷好后用鸡蛋清或胶水将其封口粘好，晒干或晾干即成。每支艾条可燃烧1小时左右。

药艾条：在制作艾条时，除放入艾绒外，再加入肉桂、干姜、丁香、独活、细辛、白芷、雄黄、苍术、没药、乳香、川椒等混合而成的药粉6g，按上法卷制而成即可。

④ 艾的择取

《扁鹊心书》云："凡灸大人，艾炷须如莲子，底阔三分，若灸四肢及小儿，艾炷如苍耳子大，灸头面，艾炷如麦粒大"。《外台秘要》则云："艾炷根下广三分，长三分，若减此不复孔穴，不中经络，火气不行，亦不能除病也"。又云"凡灸有生熟，候人盛衰及老小也。衰老者少灸，盛壮强实者多灸"。在这里所谓"生"是少灸的意思，"熟"是多灸的意思。《千金要方》云："凡言壮数者，若丁壮遇病，病根浑笃者，可倍于方数，其人老少羸弱者，可复减半。"《千金要方》又云黄帝曰："灸不三分，是谓徒冤""炷务大也，小弱，炷乃小作也，以意商量"。故艾炷的选择应根椐受灸对象，太过则会有副作用，不及则疗效差。

（1）艾炷要适合体质

儿童：宜艾炷小、艾条细、壮数少；

成人：宜艾炷大、艾条粗、壮数多；

妇女：宜艾炷小、艾条细、壮数少；

肥胖者：宜艾炷大、艾条粗、壮数多；

瘦人：宜艾炷小、艾条细、壮数少；

体弱者：宜艾炷小、艾条细、壮数少；

体壮者：宜艾炷大、艾条粗、壮数多；

初次灸者：宜艾炷小、艾条细、壮数少；

体弱或年老，不耐多灸，可用小炷分次施灸，灸一次即为"一报"。

敏感者：宜艾炷小、艾条细、反复更换、不可燃近皮肤；

感觉迟钝者：艾炷可大，艾条可粗，壮数可多；

机能亢进之疾患：艾炷宜大，艾条宜粗，壮数宜多；

机能减退之疾患：艾炷宜小，艾条宜细，壮数宜少。

（2）艾灸要适合部位

《医宗金鉴》记载："凡灸诸病，必火足气到，始能求愈。然头与四肢皮肉浅薄，若并灸之，恐肌骨气血难堪，必分日灸之，或隔日灸之，艾炷宜小，壮数宜少。有病必当灸巨阙、鸠尾二穴者，必不可过三壮，艾炷如小麦，恐火气伤心也；背腰下皮肉深厚，艾炷宜大，壮数宜多，使火气始能去痼冷之疾也。"所以，艾炷的选择也要视被灸部位而定，才可收到预期的效果。

头面目咽：宜艾炷小、艾条细、壮数少；

手臂四肢：宜艾炷小、艾条细、壮数可稍多，但不宜太多；

胸、腹、背：宜艾炷大、艾条粗、壮数多；

背脊：宜艾炷大，艾条粗，壮数少。

（3）艾灸的壮

艾炷的壮：艾灸时，每燃烧完一个艾炷，则被称为一壮。体弱者、小儿或女性，多用小炷如雀粪或麦粒，灸5～10壮；男性、成人、体壮者，多灸中炷或大炷如黄豆或蚕豆，灸12～15壮。

艾条灸的壮数：艾条的温和灸，每灸1分钟，与燃艾炷一壮之效相同，故艾条施灸1分钟，被称为一壮。

五　艾灸疗法的功效

艾灸疗法具有温经、散寒、活血、化瘀、调理气血、畅通经络等功效，故可以治疗多种疾病。此亦如《神灸经纶》所说："灸者，温暖经络，宣通气血，使逆者得顺，滞者得气，诚前圣之妙用而惠人于无穷也"。

①　温散寒邪　活血行气

《素问·调经论》说："血气者，喜温而恶寒，寒则泣而不流，温则消而去之"。《医学入门》一书也说："寒者灸之，使其气之复温也"。《灵枢·刺节真邪》

则说："脉中之血，凝而留止，弗之火调，弗能取之"。《神灸经纶》亦说："风寒卒中，危在须臾，用药有所不及，灸得其要，立可回生"。故艾灸可以通过艾的燃烧所产生的热，荡涤风、寒、湿等诸邪对人体的伤害，使气得温则行，气行则血行，气血的运行得以流畅。如风寒之邪引发的冷激型荨麻疹；寒邪引发的冻疮、网状青斑；风寒湿邪引发的痹证，肩周炎、颈椎病、坐骨神经痛以及胃脘疼痛、痛经等都可通过艾灸治之。

②〉补虚强壮 回阳固脱

《本草从新》说："艾叶……纯阳之性，能回垂危之阳"。《医学入门》一书也说："虚则灸之，以火气以助元阳也"。《扁鹊心书》亦认为："人至晚年，阳气衰，故手足不暖，下元虚惫，动作艰难，盖人有一息气在则不死"。故用艾灸之法灸之，可以温补阳气，以艾之火热，补人体肾阳、脾阳之不足。如面色苍白，大汗淋漓，四肢不温之元阳欲脱，用灸火助之，阳气得补，人可得安。又如夏日的中暑症以及虚脱、休克、闭证、脱证，皆可用艾灸急救之。

③〉清热泻火 消瘀散结

《医学入门》说："热者灸之，引郁热之邪外发也"。《理瀹骈文》也认为："若夫热证可以用热者，一则得热则行也，一则以热能引热，使邪热外出也，即从治之法"。对于一些发热之病证，通过艾灸法治之，可以引导热邪、火邪从体内排出；一些壅滞于体内之秽浊，可以发散出。如用艾灸治疗蛇串疮、暗疮、丹毒、乳痈、肺炎、感冒、盆腔炎、附件炎、前列腺炎、阑尾炎、扁桃体炎等。

④〉补益中气 升阳举陷

《灵枢·经脉》篇记载："陷下者灸之"。《针灸易学》一书中也记载："气虚补之，针所不能为者，则以艾灸之"。人以阳气为本，阳气盛则体魄健，如阳气不足、中气下陷则体弱多病。事实证明：用艾灸的方法可以用来温补阳气，调养五脏，补充人体中气之不足；对于气虚下陷所导致的疾病有很好的治疗作用；可以推动气血的运行，使其"补之""升之"。如对于胃下垂、子宫下垂、脱肛、胃溃疡、上眼睑下垂、贫血以及面色无华、萎黄、体弱消瘦、发育不良等症，用艾灸的方法施之，可以取得很好疗效。

⑤ 调整阴阳 平衡五脏

《灵枢·官针》篇云："阴阳皆虚，火自当之……经陷下者，火则当之；结络结坚，火所治之"。《针灸易学》则云："气盛泻之，气虚补之……则以艾灸之"。这就是说，艾灸可以泻实、补虚、调整阴阳。使体内的偏盛偏衰得以纠正，令人的五脏得以平衡，而达到阴平阳秘，精神乃治。如肾阴虚而造成的腰肌劳损、失眠、雀斑、黄褐斑、黑眼圈、肾炎、糖尿病；肾阳虚造成的冻疮、痹证、尿崩漏、阳痿、早泄等症，都可用艾灸法调理之。

⑥ 疏风解表 温肌祛邪

《外台秘要》云："是以御风邪以汤药、针灸、蒸熨、皆能愈疾。至于艾火，特有其能，针、药、汤、散皆所不及者，艾为最要"。又云："诸疗之要，艾火为良，要中之要，无过此术"。故艾灸之火，可以迅速产生热效应，渗透入肌肤，温分肉，疏散风邪，以达到治疗作用。如治疗荨麻疹、面瘫、面肌痉挛、白癜风、咳嗽、眩晕、支气管炎等风邪所致之病证。

⑦ 疏通经络 散瘀止痛

中医学认为：痛则多因外邪伤及经络，而令经络闭阻，"不通则痛"，或因虚，"不荣则痛"，而艾灸则可以通过"穴位-经络-脏腑"这一作用途径，温经散寒，活血通络，调理脏腑，达到"通则不痛"的作用。东晋医家葛洪在《肘后备急方》中说："一切痛肿疼痛不可忍者……灸令彻痛，即可止"。又说："余尝小腹下患大肿，灸即差"。据统计：艾灸后，可提高痛阈41.44%。故艾灸可用于治疗扭伤、肱骨外上髁炎、痛经、胃痛、腹痛、三叉神经痛、脉管炎等症。

⑧ 强壮脏腑 防病保健

《医学入门》云："凡一年四季各熏一次，元气坚固，百病不生"。这说明：艾灸之法可以激发人体正气，调动人体生理机能，强壮人体脏腑，促进人体健康，可预防病毒，预防疾病，具有保健作用。如保健则可经常艾灸中脘、关元、气海、命门、足三里、大椎等腧穴。

⑨ 增强体质 延缓衰老

《江间式心身锻炼法》记载"无病长寿法：每月必有十日灸足三里穴，寿至二百余岁"。艾灸不但具有滋补肝肾，益气壮阳，行气活血，舒筋通络的作用，而且还有增强脏腑功能，防病保健，延缓衰老，延年益寿的作用。

唐代的大医家、药王孙思邈每日自行艾灸足三里，一直活到一百零一岁；三国的大医家华佗亦每日必灸，活到九十多岁时，仍手脚灵活，思维敏捷；宋代窦材更是爱好灸丹田穴养生，以致近百岁仍耳聪目明，牙齿完坚，满面红光，行动矫健。

六　艾灸的治疗作用

《扁鹊心书》记载："医之治病用灸，如做饭需薪，今人不能治大病，良由不知针灸故也"。当前，艾灸疗法在社会上得到了广泛的认可和普及，这是艾灸发展的又一高峰时刻。一些顽疾杂症，用普通的方法解决不了，可是采用艾灸疗法却峰迴路转有了突破。不仅如此，由于艾灸的机制是通过经络、脏腑来调理，故当一些疾病取得好转之时，伴之而生的一些其他疾患也意想不到地得到了解决。这充分体现了中医异病同治之魅力。

①　理气血　调五脏六腑

艾灸可以调理气血，正如《内经·调经论》所说："气血不和，百病乃变化而生"。气血的偏盛偏衰则会破坏各脏腑之间的协调关系，以致令百病萌生。而艾灸，以其火性，促进气血在经络中的传导，使之充盈、流畅。《内经·调经论》又云："血气者，喜温而恶寒，寒则泣而不流，温则消而去之"。气血的冲和，将营养物质带给五脏六腑，对其营养并调整其阴阳的偏盛偏衰而取得治疗效果。如在临床中经常见到的病症：贫血、胃溃疡、月经不调、产后乳汁不足、不孕症、面色萎黄等症。用灸法治之，都可迅速取效。

②　散寒邪　祛风止痹痛

《素问·调经论》说："血气者，喜温而恶寒，寒则泣而不流，温则消而去之"。《素问·痹论》亦说："风寒湿三气杂至合而为痹也"。这些都明确地告诉我们：当人体受到了风寒湿等邪气的侵袭，客于经脉，则痹阻经络，令气血运行不畅，以至于引起各种疾病。但艾灸却以其火热之性，则可祛风、散寒，促进经络温通，气血畅达，而消除疾病。《灵枢·禁服》篇说："脉血结于中，中有著血，血寒，故宜灸之。"如对于常见的疾病：痛风性关节炎、骨性关节病、肩周炎、坐骨神经痛、脉管炎、深静脉血栓、硬皮病等现代疾病都可用艾灸疗法取得疗效。

③ 益中气 升阳举下陷

中医学认为，人以气为主，息息相运，连续不断。气的运动方式则是升降出入，它体现了脏腑的生理功能，维持着脏腑之间的协调关系。《素问·六微旨大论》曰："非出入，则无以生长壮老已；非升降，则无以生长化收藏。"但是如果气机出现了逆乱，气当升不升，当降不降，就会影响到脏腑的功能活动。《灵枢·经脉》篇曰："陷下者灸之。"故艾灸可以益中气，令气陷于下者升之，可用于治疗：胃下垂、肾下垂、子宫脱垂、脱肛、带下、崩漏、乳房下垂等病症。

④ 补阳气 回阳固虚脱

人体以阳气为本。阳气盛，则人体健康而长寿，即使生病，也会无大碍，或很快会恢复。正如《扁鹊心书》所言："阳气不绝，性命坚固"。《素问·生气通天论》更曰："阳气者，若天与日，失其所，则折寿而不彰"。但是艾灸却可补阳气之虚，补中而振奋阳气，《灵枢·官能》曰："阴阳皆虚，火自当之。"《本草从新》亦说："艾叶苦辛……纯阳之性，能回垂绝之阳。"故艾灸对于脾肾阳虚而致的久泄、久痢、遗尿、遗精、早泄、阳痿、尿崩症、带下症等都有较好的治疗效果；对于阳气暴脱而致的虚脱、休克等也都有意想不到的疗效。

⑤ 通经络 活气血散结

经络，是气血运行的通路。在正常的生理状况下，机体的经络应畅通，气血应条达，脏腑应协调，阴阳应平衡。但是在某些病理因素的影响下，经络则产生壅滞，气血则流动不畅，即会有结聚产生，而引发多种病症。但艾灸疗法却可使闭阻的经络得以畅通，使气血得以运行，结聚得以消散。《灵枢·刺节真邪》篇曰："脉中之血，凝而留止，弗之火调，弗能取之。"唐·孙思邈在《备急千金要方·明堂仰侧》中亦曰："凡病皆由气血壅滞不得宣通，针以开导之，灸以温暖之。"如对于在临床中常见的病症乳腺增生、子宫肌瘤、卵巢囊肿、肝囊肿、多发性疖肿、瘤赘等，则可用艾灸对其"推而上之"或"引而下之"，以得到治疗。

⑥ 止瘙痒 凉血祛风邪

中医学认为："风为百病之长""风性善行而数变""风盛则痒"。而造成风盛的主要原因，除外风之外，还有内风：血热生风、血虚生风等。风盛则会引发诸多疾病，而皮肤病更多，如神经性皮炎、斑秃、脂溢性皮炎、脂溢性脱发、过敏性紫癜、神经性皮炎、荨麻疹、风疹、银屑病等。治疗这类皮肤疾病则应以凉血消风为主，艾灸则可引热外出，凉血消风；并可行血活血，"血行风自灭"。《圣济总录》说："肿内热气被火夺之，随火而出也"。《医学入门》亦说："热者灸之，引郁热之气外发，火灸燥之义也"。

⑦ 拔毒邪 泻热消疖肿

疖肿、疮疡、痈疽等皮肤疾病，多由体内湿热久蕴，外受风火，情志不遂，皮肤不洁等，造成气血壅滞，经络不通。俗话说"流水不腐"，气血蕴聚过久，则会生热化腐，肉腐而成疮疡、疖肿、痈疽等。陈士铎在《洞天奥旨》中说："脏腑各有经络，脏腑之气血不行，则脏腑之经络闭塞不通，而外之皮肉即生疮疡矣"。《医宗金鉴·外科心法》亦说："痈疽原是火毒生，经络阻隔气血凝。"在治疗毒邪这方面，东晋的葛洪在其著作《肘后备急方》中则有用灸法治疗的丰富记载。其曰："一切毒肿疼痛不可忍者……灸令彻痛，即可止。"《圣济总录》亦说："凡痈疽发背初生……须当上灸之一二百壮，如绿豆许大。凡灸后却似燃痛，经一宿乃定，即火气下彻。肿内热气被火夺之，随火而出也"。《医宗金鉴·外科心法》更说："轻者使毒气随火气而散，重者拔引郁毒，通彻内外。"目前，大量实验证明：灸后可使外周组织中的白细胞数量增加，可以增强网状皮内系统的吞噬能力。故对于在临床中常见的如毛囊炎、痈疽、丹毒、瘰疬、淋巴结炎、坐板疮、乳痈等用艾灸治之，都可取效。

⑧ 调失和 理气血平衡

气血是构成人体的两大基本物质，是应该保持相对平衡。但是一旦出现偏盛偏衰，气血失调，则会有疾病随之产生。这正如宋·寇宗奭所说："夫人之生，以气血为本，人之病，未有不先伤其气血者。"清·王清任亦说："治血之要诀，在明白气血，无论外感内伤，所伤者无非气血”。在此二者中，气属阳，血属阴，二者相互依存，关系密切。杨士瀛曾说：“气者血之帅也，气行则血行，气止则血止，气温则血滑，气寒则血凝，气有一息之不运，则血有一息之不行。病出于血，调其气犹可以导达；病源于气，区区调血，又何加焉？故人之一身，调气为上，调血次之，先阳后阴也”。

艾灸则可理气血，调虚实寒热。晋·皇甫谧在《针灸甲乙经》中说：“盛则泻之，虚则补之，紧则先刺之而后灸之……陷下者则从灸之。陷下者，其脉血结于中，中有着血，血寒，故宜灸”。在临床中，常见的疾病如缺铁性贫血、再障、血小板减少症、月经异常、不孕症、习惯性流产、早产、痛经、闭经、带下、崩漏、黄褐斑、雀斑、黑眼圈、黧黑斑、跌打损伤、白癜风等证，皆由气血失调而成，用艾灸治疗，都有很好的疗效。

9 消气滞 疏肝理气机

升降出入，是气的最基本运动形式，人体的脏腑功能，脏腑之间的协调关系，无不依赖其来维系正常。但是时下人们压力过大，所愿不得，七情不调，情志抑郁，则造成气机郁滞，运行不畅，甚至阻滞，或气郁而不散，导致身体某一部位产生疾病。朱丹溪曾说：“气血冲和，百病不生，一有怫郁，诸病生焉”。《临证指南医案·郁》亦说：“郁则气滞，其滞或在形躯，或在脏腑，必有不舒之现症。……不知情志之郁，由于隐情曲意不伸，故气之升降开合枢机不利”。由气滞引起的疾病如神经衰弱、癔病、自主神经功能紊乱、胸闷、喘咳、胆囊炎、胆石症、少腹胀痛、梅核气、抑郁症、乳房胀痛、月经不调、月经量过少、闭经、偏头痛等症。

艾灸可以“理气血，治百病”，使气滞者得行，气逆者得顺，气陷者得升，气虚者得补，气实者得散。故以上诸病焉能不愈。

10 温经络 行气血养肌肤

经络是人体气血运行的通道，其将气血输布到全身各个组织，以维持机体的生理功能。《灵枢·本藏》曰：“经脉者，所以行气血而营阴阳，濡筋骨，利关节者也”。故经络必须畅通，才能气血条达，阴阳平衡。

但是，一旦经络闭阻不通，气血就会流行不畅，则会造成肌肤失养，肢体麻木，脏腑功能失去平衡。此时用艾灸疗法对经络俞穴施术，则会疏通经络，加强气血的运行。正如《灵枢·禁服》篇说："陷下者，脉血结于中，中有著血，血寒，故宜灸之。"《灵枢·官针》亦说："针所不为，灸之所宜。"正是通过艾灸，加快了气血运行，"血见热则行"，可将营养物质带到全身，濡养肌肤。故在临床中常见的皮肤粗糙、蛇皮症、小蓟苔藓、手足皲裂、硬皮症、皮肤淀粉样变、下肢静脉曲张、冻疮、血栓闭塞性脉管炎等，都可用艾灸取得好的治疗效果。

⑪〈治未病 艾灸增免疫〉

二十一世纪的《巴黎宣言》曾指出："好的医生应该是使人不生病，而不是把病治好的医生"。这和我国中医所宣扬的"治未病"不谋而合。"治未病"，就是当机体出现了疾病的早期症状，但还未达到疾病状态，处在疾病发展变化过程中；这时如到医院检查，可能各项指标都正常。但一旦放松警惕，疾病则会不约而至，让人追悔莫及。

《黄帝内经》说："正气存内，邪不可干。"《素问·评热病论》亦说："邪之所凑，其气必虚。"但艾灸疗法可以扶助正气，祛除邪气，具有扶正祛邪之作用，而达到"治未病"之作用。

"治未病"健康灸处方：

1. 足三里长寿灸（图14）

①《针灸大成》说："若要安，三里常不干。"艾灸足三里可以保健防病，延年益寿。

> 方法 艾炷如麦粒，知热即压灭。每月1日1壮，递加至7日7壮，停止；15日再开始灸7壮，每日递减1壮，至21日1壮，乃止。每月如此法灸之。

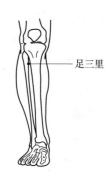

图14 足三里

②足三里保健灸

灸足三里可预防中风。宋·《针灸资生经》曰："但未中风时，二月前或三、四月前，不时胫上发酸、麻、重，良久方解，此将中风之候也。宜急灸足三里、绝骨四穴"。

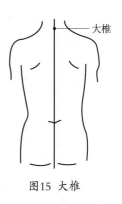

图15 大椎

2. 大椎保健灸（图15）

大椎为诸阳之会。可消除工作疲劳，缓解伏案人员颈椎，减轻用脑过度之头胀、头痛。

方法 艾条温和灸大椎穴，每次灸10分钟。

3. 劳宫保健灸（图16）

艾灸劳宫可安心除烦，消除口臭，缓解视疲劳。

方法 艾灸温和灸劳宫穴，每次温灸10分钟，睡前灸之。

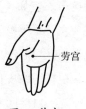

图16 劳宫

4. 至阳保健灸（图17）

艾灸至阳穴，适用于：劳累过度、经常熬夜、浑身无力等。

方法 艾条温和灸，每次施灸10分钟。

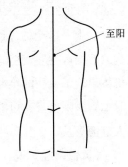

图17 至阳

5. 风门保健灸（图18）

《类经图翼》曰："能泻身热气，常灸之，永无痈疽疥疮等患"。艾灸此穴，可预防感冒，预防高血压中风及痈疽等，方法：可采用艾炷隔姜灸或艾条温和灸，每次灸10壮或灸10分钟，隔天1次。

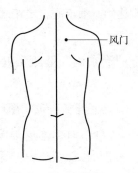

图18 风门

⑫ 施逆灸 养生可延寿

逆灸，就是无病而灸，有增强抵抗能力，使精力充沛，长寿不衰的作用。这种用艾灸保健的方法，在我国古代十分盛行，据说已有几千年的历史。人们在未病之时，对某些穴位施灸，以求抗老防衰和益寿延年。《庄子·盗跖篇》曰："丘所谓无病而自灸也"。《类经图翼》亦认为：在神阙穴用隔盐灸，"若灸至三五百壮，不惟愈疾，亦且延年"。宋代《扁鹊心书》亦曰："人于无病时常灸关元、气海……虽未得长生，但亦可保百年寿矣"。

随着社会的进步，人们都期望能有高质量的生活。减少疾病，健康是福。艾灸这一绿色的疗法，正是人们实现这一梦想的助推器。《医学入门》说："凡一年四季各熏一次，元气坚固，百病不生"。

叩门艾灸——从这里认识艾灸

七　艾灸是自然疗法

艾灸是世界卫生组织所倡导的"自然疗法"，其所使用的艾草则是大自然的恩赐；而其燃烧所产生出来的热能，一方面可扫除人体内的阴霾，另一方面还可增强人的体质；而艾烟亦具有杀菌祛病的功能。当人们享用这一原始古朴的方法时，犹如徜徉在绿色的盎然中艳羡这一环保的先人智慧。

①　灸火为治病之要

艾灸中灸火是治病的主要元素。正如《外台秘要》所言："诸疗之要，灸火为良，要中之要，无过此术"。《医学入门》也说："虚则灸之，以火气以助元阳也。实者灸之，使实邪随火气而发散也。寒者灸之，使其气之复温也。热者灸之，引郁热之邪外发也"。大量实践也证明，灸火对人体有调理五脏六腑功能，调整微量元素，改善机体的血流速度，改变血液成分，调整内分泌系统，增强吞噬细胞活性，降低血脂、血糖，提高机体的免疫功能。

气血是人生命活动的最基本物质，经络是气血运行的通路。但是气血的偏盛偏衰或涩滞不畅，都会令经络阻滞，造成气血失调，引发各种疾病。正如清代著名医家王清任所说："治病之要诀，在明白气血，无论外感内伤，所伤者无非气血"。而艾灸中的灸火，可以温通经络，调理气血，令阻滞的经络畅通，涩滞的气血条达，使气血偏盛偏衰的病理变化得以纠正，从而使人康复。

临床无数事实证明，灸火不单对常见病有疗效，而且对缠绵难愈之顽症，只要坚持灸，同样可以取得理想疗效；即使对当前的一些现代病，也同样效果斐然。两年前在江苏的昆山我曾见到一患者，此人男性，30岁，为某外企主管。其自述：最近一段时间总感到浑身无力，四肢沉重；吃饭无口味，无食欲；记忆力减退，失眠、心情极差、脾气急、易发火。曾到医院做过检查，但各项指标均正常，被告之无病。根据他的状况，我认为是日常工作压力大而造成的亚健康状态。亚健康则是人体阴阳失衡，脏腑功能失调的初始状态，经络气血不畅，表现在肠胃，则是消化不良，食欲不振，表现在全身，则是免疫功能低下，容易疲劳。于是，我建议他用艾灸进行调理，其将信将疑，但迫于身体的难受和折磨，还是勉强接受。一连进行了3天的艾灸，在第3天艾灸完后他才开口说："我现在才算茅塞顿开，艾灸真是个好方法。短短的3天就让我感觉到身体轻松了，浑身有力了，不再疲惫了"。我告

上篇　艾灸的渊源和艾灸疗法

诉他：这刚刚是调理，等你的经络通畅了，气血顺达了，身体才会完全好了，但这尚须时日。须隔日治疗一次，一个月左右可见功。一个月后，其果然精神饱满，神采奕奕，感到浑身有使不完的力，成为"再生人"。

人们常说："工作方式和生活方式决定人的健康"。该患者不注重劳逸结合，长期处于体力和心理的超负荷运行状态，忽略了身体，给健康留下隐患。正如朱丹溪所说："与其求疗于有病之后，不如摄养于有病之前"。治疗亚健康我为其精心选择了一组穴位：百会、中脘、气海、内关、足三里、心俞、肝俞、肾俞（图19）。每次选3~5穴。其中百会可提升阳气，消除疲劳；中脘可以补中益气，调和五脏；气海可振奋阳气，温煦四肢；内关可养气血，安神定志；足三里可升清降浊；增加食欲；心俞可补心血，安神定悸；肝俞可疏理肝气，除烦宽胸；肾俞可滋补肾阴，消除腰酸背痛。用此配方，笔者曾治好过多例亚健康患者。

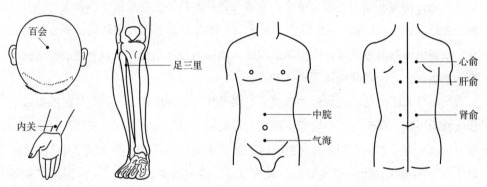

图19 百会 中脘 气海 内关 足三里 心俞 肝俞 肾俞

②　艾烟有疗效

艾灸时会产生艾烟，过去艾烟只能用来熏蚊子。俗语说："五月艾，六月药，七月当柴烧"。夏天时，许多农户人家将采来的艾蒿编成辫子，晒干后，夏天在屋里，点燃来驱杀蚊虫。实际其作用远非如此，在非典时期，中国中医科学院针灸研究所就曾研制出用艾烟来熏杀空气中的病菌，预防非典。上海第二医学院附属第三人民医院经过实验发现艾烟对流感病毒、副流感病毒、鼻病毒、腺病毒等四种呼吸道病毒有高效和速效的抗病毒作用。对大肠埃希菌、伤寒杆菌、铜绿假单胞菌、枯草杆菌、金黄色葡萄球菌、甲型链球菌、奈瑟菌、嗜酸乳杆菌等各种细菌确有抑制作用，是细菌生长时杀菌作用的基本和唯一因素；艾叶"烟熏"的杀菌作用与烟熏时间长短有关，时间越长，杀菌作用越强。

艾烟的另一更大作用，就是其有治疗作用。曾用艾烟多次治疗过一些疑难病症。如异味性皮炎、中耳炎等。异位性皮炎一般来说是比较难治的，就曾用艾烟配合口服中药治愈过一位异位性皮炎患者。这位患者19岁，学生，台湾人，患异位性皮炎已15年，曾到过台湾、香港等地，多方治疗，均无效。听一患者朋友介绍，便随其父母一起来求医。其自述在4、5岁时罹患此症，一直未愈，现腕、肘部屈侧各有银元大皮损，上有水疱、红疹及脱屑，尤其是夜晚瘙痒甚剧，根本无法入睡，异常痛苦，特别是一瘙痒就抓，故皮损处有抓痕并有脂水渗出，皮损呈苔藓化。据此，此症为异位性皮炎无疑。我即建议其口服参苓白术散加味，并在皮损处施以熏灸，将点燃的灸条放于皮损下，艾烟向上熏灸患处。熏灸之后，第二天其来电话，告之变化不大；嘱其不必气馁，可在家继续施灸。第五天患者又打来电话，告之，前两天瘙痒略减，已能入睡。嘱其继续施灸一个月。一个月后再次来电，告之皮损已消，诸症皆无，尚有色素沉积，喜悦之情溢于言表。但过了不久，其母又来电告急，其子前两天吃了两个螃蟹，原皮损处又开始痛痒，并有红疹、水疱出现，听声音很焦急。我让其继续按原方吃药，按原方艾灸，照样有效。并告诫其子：一定要忌食鱼腥海味，患处不可热水洗烫，贴身衣、被最好用纯棉制品，这样可避免诱发本病。隔了几天，其母来电话告诉我，其子的皮炎又好了，让我放心。一年后跟踪，其病已愈，未再反复。

异位性皮炎是西医的名称，中医称其为"四弯风"。清代《医家金鉴·外科心法要诀》中说："此证生在两腿弯、脚弯，每月一发，形如风癣，属风邪袭入腠理而成。其痒无度，搔破津水，形如湿癣"。对于其病因，中医认为，多因其母在怀孕时过食五辛发物，遗热于患儿；也可能是患儿过食鱼腥海味，肥甘辛辣，造成湿热内聚，而发于肌腠。治疗时采用艾条熏灸阿是穴，可直接作用于患处，杀灭细菌，收敛湿邪，则加快取效。后来我又用此法治愈过两个病人，疗效可靠。

③ 艾灸是绿色享受

我施灸过的大部分患者，都不约而同地感受到艾灸带来的舒畅，不仅让精力充沛，豁然开朗，而且浑身更有力了。特别令他们惬意的是，这是一次绿色的享受，绝没有任何毒副作用和后遗症，让他们安逸。在其中感受最深的莫过于一名韩资企业主。其由于来华办厂，工作节奏快，精神压力大，办事部门多，已经有三年失眠史，晚上靠吃安眠药才能睡上2个多小时；则再也不能入睡，许许多多事情就会飞入脑中搅得他不想也要想，辗转反侧，直至天明。而白天等待他的又是马不停蹄的工作，让他感觉身心疲惫。根据他的状况，我们建议采用艾灸的方法，一听艾灸，其欣然接受。并如数家珍地说："艾灸在韩国已非常普遍，人们都乐于接受这一古老的方法"。我为其用温灸盒温灸背后的心俞穴，再用艾条对其涌泉穴施雀啄灸（图20），心俞穴可补心血，养心神，对于压力大，思虑过度，耗伤心血者非常适合；涌泉可以滋阴养肾，令心火旺者，水火交融，滋阴潜阳。在

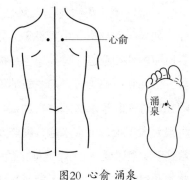

图20 心俞 涌泉

艾灸开始时，其还和我交谈，但渐渐则进入梦境。一个小时的温灸，也让其熟睡了近一个小时，醒来后其仍在回味，感概地说："艾灸，真是一次愉悦的心路历程"。

　　失眠，又被称为"不寐""不得眠""不得卧"；西医学称为神经衰弱。张景岳说："寐本乎阴，神其主也，神安则寐，神不安则不寐。其所以不安者，一由邪气之扰，一由营气之不足"。邪气上扰，则是肾水不足，心火上扰；营气不足则是思虑太过，心血虚而神明失养。治疗则应滋阴潜阳，交通心肾；或益气养血，清心安神。

　　艾灸，让人的疾病，在得到治疗的同时，还得到了不同程度的"享受"，这正是时下人们所追求的绿色疗法。此法尤为适合女性、幼儿、体质较弱者及老年人。

④ 艾灸让心灵放飞

　　艾灸不仅可以治疗常见病，更可以治疗人的心病，其可消除埋藏在人们内心深处的阴霾，荡涤五郁。尤其是情志不畅，忧思不解，隐曲不得伸而造成的肝气郁结，肝失疏泄。《丹溪心法·六郁》中说："郁者，结聚而不得发越也，当升者不升，当降者不降，当变化者不得变化也"。

　　我们就曾经用艾灸治疗过一例典型的抑郁症患者。此人姓梁，女性，年龄47岁。其自述：最近很长一段时间以来，胸部憋闷，情志抑郁，善太息，食欲不振。心烦易怒，夜晚梦多不祥，清晨口干苦。究其原因，系因其和丈夫的感情纠纷一直未能化解，长时间的苦思冥想，郁怒难消。《内经》云："怒则气上……思则气结"。肝气壅盛则胸闷，如有物压；肝郁气结，血不养神，则梦多纷乱。治疗则采用疏肝解郁，健脾安神。艾灸期门、心俞、肝俞诸穴

（图21），以"引郁热之气外发"。

在艾灸过程中，患者感到了从未有过的痛快，胸部如释重负，像一扇十分沉重的石门被打开，豁然开朗，强忍许久的泪水也隐隐流下。其深有感触地说："艾灸让我有恍如隔世之感，不仅郁闷得到舒缓，而且心灵亦得到享受，我体会到了幸福的珍

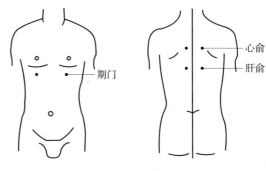

图21 期门 心俞 肝俞

贵"。艾灸正像灿烂阳光，化解了她心中的苦涩，令徘徊在身边的众多不快，纷纷遁去，好心情也随之翩翩而至。

八　用现代科研探究艾灸玄机

艾灸表面看来平淡无奇，但其机理深奥，内藏玄机。经过几十年国内外学者的不断努力探索，取得了许多重大发现。实验证明：艾灸不仅能够促进人体的新陈代谢，加强血液循环，调整内分泌，而且能够提高机体的免疫能力，增强抗病、防病能力。

①　提高机体的免疫功能

西医学研究结果表明：艾灸能提高T淋巴细胞数，淋巴细胞转换率及特异性花环形成细胞数，促进抗体产生，提高血浆IgG含量，增强巨噬细胞吞噬功能，正向调节荷瘤小鼠的免疫功能低下或受抑状态。河南上蔡李氏等用灸法对18例"获得性免疫缺陷综合征"进行观察，发现其8个主要症状——乏力、发热、皮疹、淋巴结肿大、咳嗽、腹泻、纳呆、体重变化等，均有不同程度改善，其中前4个症状总有效率100%。T淋巴细胞亚群检查结果显示有5例CD$_4$指标达到了正常值。李氏等用艾灸"肺俞""膏肓"二穴，观察博莱霉素A5诱导大鼠肺纤维化的影响。结果显示，艾灸疗法对肺间质纤维化有较好的保护和治疗作用，可能在一定程度上能够阻抑肺间质纤维化的形成，这为用艾条法防治肺间质纤维化提供了有力的依据。

沙氏等用艾灸老年小鼠关元、大椎穴等，发现艾灸能延缓胸腺的萎缩，提高胸腺与体重的比值。这无疑证明：艾灸可以提高机体的免疫力，延缓机体的衰老。

② 增强机体的血流速度

许多临床研究表明：艾灸可以改善血液循环，增加血流量，提高机体代谢能力。赵氏等人通过艾灸健康人百会穴，观察对大脑中动脉血流速度的影响。经过5天、30例对象的观察，发现：左侧大脑中动脉V_{max}、PI、RI，右侧大脑中动脉V_{max}、V_{mix}增加非常显著（$P<0.01$）。这表明艾灸百会穴对生理状态下脑部供血是有明显的改善。

吴氏等通过实验发现，艾灸对老年及老年前期者血液流变学有影响，可明显改善全血黏度、全血还原黏度、血沉、血沉方程K值、红细胞聚集指数等血液流变学性质。特别是可以改善微循环，改善组织器官供血，控制和调节人体血液循环。

③ 调整内分泌系统

刘氏采用熏灸神阙的方法治疗35例，年龄26～60岁，病程3个月至15年患男性勃起功能障碍（ED）者，3天艾灸1次，每次艾灸2小时，10次为1疗程。1个疗程后结果：患者低下的T和FSH明显升高（$P<0.05$），偏高的E_2水平显著降低（$P<0.05$）。证明熏脐法对ED病人内分泌有调整作用，其作用机制是通过调节下丘脑-垂体-性腺轴实现的。

艾氏采用电热隔药灸和传统隔药灸神阙穴，观察120名60岁以上老人（男女各半，最小者60岁，最大者92岁）内分泌性激素的变化。经过30次治疗后，结果显示：①男性T，采用电隔热及传统隔药灸皆能提高血中睾酮含量，与治疗前比较，差异有明显意义（$P<0.05$）；男性E_2，电热隔药灸与传统隔药灸，都能明显降低血中雌二醇，与治疗前比较差异有统计学意义（$P<0.05$）。②女性血中T前后自身比较差异无明显意义（$P<0.05$），女性血中E_2比较，电热隔药灸和传统隔药灸治疗后，均能明显升高血中雌二醇含量，与治疗前比较差异均有统计学意义（$P<0.05$）。这表明：电热隔药灸神阙穴和传统隔药灸神阙穴都可以起到调整体内内分泌比例失调的作用。

④ 延缓机体衰老

钟氏等通过电热隔药贴灸对老年前期大鼠大脑皮质单胺类神经递质含量的影响，探讨神阙穴延缓衰老的作用机制。其选18～20月龄SD老年前期大鼠40只，雌雄各半，采用电热隔药贴灸和药饼灸神阙穴。电热药贴灸每次30分钟，留药24小时；药饼灸每次施灸3壮，药饼留置24小时，隔日1次，治疗30次。结果：电热药贴组与药饼灸组均能提高老年前期大鼠大脑皮质5-HT及5-HIAA含量，与老年空白组比较，差异有显著性意义（$P<0.05$）。

研究表明：机体器官功能退变的原因，是由神经组织和神经细胞的结构、功能发生衰变引起的。而艾灸可以对大脑皮质单胺类神经递质含量的增龄性改变产生良性影响，具有延缓衰老的作用。

郭氏等连续3天，每天艾炷灸大鼠"足三里""曲池"，观察大鼠用线栓法建立大鼠局灶性脑缺血2小时，再灌流24小时血清肿瘤坏死因子-2α、白细胞介素-1β、白细胞介素-6以及外周血白细胞，脑组织自由基水平。结果表明：艾灸能显著降低脑缺血再灌注大鼠血清炎性细胞因子的含量，减少周围血白细胞数量，同时脑自由基显著降低。这显示，艾灸对中枢神经元有保护作用，可以增强机体抗氧化能力。

⑤〈延缓骨质疏松〉

吴氏等探讨艾灸治疗绝经后骨质疏松症机理。

（1）大鼠造模骨质疏松

选12月龄雌性大鼠42只，摘取双侧卵巢建立骨质疏松症的模型，造模3个月后治疗3个月。

方法 艾灸主穴"大杼""大椎""命门"，配穴取"悬钟""膈俞""足三里"每日1次，10次1个疗程，疗程间休5天，共灸6个疗程；雌二醇肌内注射，每只鼠每次肌注0.1mg/kg体重，每周1次，连续84天。

结果 经艾灸或雌二醇治疗后，U-Ca/C_2、U-OP/C_2较模型组分别有所下降；S-E_2、S-BGP较模型组升高（$P<0.05$，$P<0.01$）；骨小梁与髓腔的宽度比值；艾灸组和雌二醇较模型组接近正常。表明：①艾灸在一定程度上减少骨的过度吸收；②艾灸能提高横型大鼠S-E_2水平，使骨丢失减少；③艾灸可提高模型鼠成骨细胞活性，使骨生成加快，并有防止骨小梁萎缩的作用。这实际上就显示，艾灸或雌二醇均可防治骨质疏松。

（2）临床骨质疏松患者

选22例骨质疏松患者，年龄55～65岁，皆为女性，方法等皆同上述动物实验。

经艾灸后，腰椎L1~L4骨密度提高0.97%，但尚未达到正常骨密度水平。而其临床症状——腰膝背痛，起立下蹲疼痛，步行时腰背痛，耳聋耳鸣，性欲减退，自汗、盗汗等均有明显改善。这表明：通过艾灸补肾，可以达到壮骨作用，是延缓骨质疏松症的有效方法。

⑥ 缓解类风湿关节炎

余氏等采有用佐剂性关节炎（AA）作为类风湿关节炎大鼠模型，用艾灸法的麦粒灸，灸其"肾俞""足三里"两穴各5壮，每日1次，两侧交替进行，6天为1个疗程，共治疗2个疗程，每个疗程间休息1天，每日治疗时间均在上午9:00~11:00之间进行。

结果 艾灸组血清ICAM-1含量较模型组大鼠显著降低（$P<0.01$）。

表明 艾灸通过降低ICAM-1含量水平，从而抑制了淋巴细胞和巨噬细胞的浸润，阻止淋巴细胞和巨噬细胞向局部的移行，使局部炎症反应，逐渐趋向好转、痊愈。

⑦ 具有镇痛作用

杨氏等在"艾灸疗法的生物物理机制初探"中的结果表明：艾灸疗法的本质是辐射作用，艾条在燃烧过程中辐射出近红外线，通过刺激皮肤感受器，可能直接作用到人体的较深部位，影响组织细胞的生化代谢及神经系统功能，可增加细胞的吞噬功能，引起主动脉充血，改善血液循环，降低神经兴奋，具有镇痛作用。王氏在"刮痧与温针灸治疗背肌筋膜炎疗效观察"中通过对患者治疗前后疼痛及压痛评分变化，证明治疗组有效率100%。

⑧ 降低血压

彭氏等采用艾条对百会穴温和灸的方法，对48例符合1999年世界卫生组织和国际高血压联盟提出的诊断标准患者，进行观察治疗。其中男性26例，女性22例，年龄40~81岁，平均61.15±9.29岁，病程最短半年，最长18年。

治疗方法 艾灸时以患者局部有温热感而无灼痛为宜，每次灸10分钟，每日1次，20次为1个疗程，治疗期间停止服降压药物。

标准 以收缩压。有效：1个疗程治疗后测血压<140/90mmHg；无效：未达到有效标准者。

结果 有效34例（70.83%）；无效14例（29.17%）。

讨论 艾灸作为中医传统外治疗法之一，对高血压有一定的疗效。

⑨ 治疗血脂异常

李氏等对未服过调脂药物的血脂异常患者160例，经饮食治疗3个多月后，血脂仍然异常者，按血脂异常不同类型分为4组，每组40例，再随机分为治疗组和对照组。

诊断标准 按中华心血管杂志编辑委员会血脂异常防治对策专题组制定的血清总胆固醇（TC）、高密度脂蛋白（HDL-C）、血清甘油三酯（TG）标准进行诊断。

治疗方法 对照组饮食治疗，治疗组除饮食治疗外再用太乙药条，对手三里、足三里、神阙穴进行温和灸，每个穴位灸5分钟，共治疗25分钟；每日1次，30次为1个疗程，共治疗3个疗程（90天）。

疗效观察 结果：高胆固醇血症组、混合型高胆固醇血症组、高甘油三醇血症组、低密度脂蛋白血症组、治疗组与对照组比较，差异有显著性意义（$P<0.05$），治疗组疗效优于对照组。

讨论 艾灸手三里、足三里、神阙穴的治疗方法治疗血脂异常患者取得了疗效，使患者血清总胆固醇（TC）、甘油三酯（TG）降低，高密度酯蛋白（HDL-C）升高。

⑩ 阻抑肺纤维化

李氏等将140只健康SD大鼠随机分为4组：空白组、模型组、艾灸组、泼尼松组，每组35只。除空白组外，其余各组注入博莱霉素制作大鼠肺纤维化模型。

方法 造模后第7开始治疗。艾灸组每只每天艾灸1次，10天为1个疗程，疗程间休息1天，共治疗3个疗程，艾灸其双侧"肺俞""膏肓"，以5mg艾绒灸，每穴3壮；泼尼松组每只每天胃内灌入泼尼松5mg/kg体重；空白组和对照组则不给予任何治疗，连续30天，疗程间也休息1天，以作对照。治疗结束后处死动物，将肺组织打浆，做检测。

结果 模型组肺组织转化生长因子表达增强，与空白组比较，差异有非常显著性意义（$P<0.01$）；艾灸组与泼尼松组均能显著降低肺组织转化生长因子表达，与模型组比较，$P<0.01$；艾灸组与泼尼松组比较，$P>0.05$，两者之间差异无显著性意义。

九 艾灸疗法的补泻和禁忌

艾灸和针刺一样，亦讲究补泻，补泻对治疗的效果有无或大小关系极大。此正如《黄帝内经》中《灵枢·胀论》所言："当泻则泻，当补则补，如鼓应桴"。《金针赋》亦说："观夫针道，捷法最奇，须要明夫于泻，方或起于倾危"。

同时，艾灸疗法底蕴深厚，是先人智慧的结晶。我们在施用艾灸之术时，还必须尊重先人的教诲，慎对禁忌和注意事项，才可取得预期疗效。

（一）艾灸的补泻

《灵枢·百病始生》篇曰："当补则补，当泻则泻，毋逆天时，是为至治"。

① 依据艾火燃烧

《灵枢·背俞》篇曰："气盛则泻之，虚则补之，以火补者，毋吹其火，须自灭也；以火泻者，疾吹其火，传其艾，须其火灭也。"《针灸大成·卷九》中也说："以火补者，毋吹其火，须待自灭，即按其穴；以火泻者，速吹其火，开其穴也。"在这里先人告诉我们，当将艾点燃后，应任其慢慢自行燃烧，将热量渐渐传至人体内，直至艾火熄灭，再以手按施灸部位，则为补法；如当将艾点燃后，用嘴迅速吹火，促使其着旺、着快，让热迅速传入体内，灸后也不按压施灸部位，则为泻法。

补法是使真气聚而不散，补其不足，以助元阳；泻法则是使体内蕴热之邪迅速发散，泻其热而引邪外出。

② 依艾炷的大小

一般补法多选用较小的艾炷，小如雀粪、米粒；泻法则多选用较大艾炷，如黄豆、蚕豆大小。

③ 依对人体刺激的强弱

补法：弱刺激，艾炷小，艾灸时间短；

泻法：强刺激，艾炷较大，艾灸时间长。

④ 艾炷的奇偶数

依据《周易》书中所讲。

补法：奇数1、3、5、7、9……属阳数；

泻法：偶数2、4、6、8、10……属阴数。

⑤ 艾条灸补泻

补法：温和灸或回旋灸，每穴每次施灸5分钟以内，实按灸5次以内者；

泻法：雀啄灸，每穴每次施灸10分钟以上，实按灸7次以上者。

⑥ 非艾条灸补泻

补法：灼灸点较少，速度较慢者；

泻法：灼灸点较多，速度较快者。

⑦ 其他灸法的补泻

补法：温针灸（针上加灸）、温灸盒灸；

泻法：灯心草灸、线香灸。

（二）禁忌

《针灸大成·灸后调摄法》曰："灸后不可就饮茶，恐解火气；及食，恐滞经气，须少停一二时，即宜入室静卧，远人事，远色欲，平心定气，凡百俱要宽解。尤忌大怒、大劳、大饥、大饱、受热、冒寒。至于生冷瓜果亦宜忌之。唯食茹淡养胃之物，使气血流通，艾火逐出病气。若过厚毒味，酗醉，至生痰涎，阻滞病气矣"。

1. 受术者不宜在过度饥饿、疲劳、醉酒、大惊、大恐、大怒情况下施灸。

2. 女性不宜在月经期施灸，怀孕妇女不可在下腹部、腰骶部施灸。

3. 高血压、发高热的患者勿灸。

4. 刚吃过饭勿灸。

5. 心脏部位不可多壮施灸。

6. 面部禁止大艾炷施灸，更不可着肤灸。

7. 精神病、抽搐发作时勿灸。

8. 大动脉、浅表血管及延髓部勿灸。

9. 睾丸部、阴茎、阴唇、乳头等部位勿灸。

10. 各种古籍中所载禁灸穴位，如《针灸集成》所载53穴禁灸，《针灸大成》记载45穴禁灸，应作为参考，慎灸。

（三）注意事项

1. 面部施灸时应注意，火力不可太大，或长时间停滞在某一穴位，以免灼伤皮肤。

2. 头部或面部（特别是眼部）施灸时，可在上面用纱巾遮盖，再施灸，以免火星烧坏头发或掉入眼内。

3. 取穴要少而精，决不可漫天撒网。

4. 选穴要准确。《黄帝明堂灸经》曰："灸穴不中，即火气不能远达"。

5. 艾灸必须"火势乃至病所"才可取效；否则如《外台秘要》所讲："火气不行，不能除病也"。

6. 接受艾灸治疗之体弱者，术者应选用较小艾炷或宜少灸，而逐渐增加。

7. 对于应选用瘢痕灸者，术者要消除受术者心理恐惧，并征得其同意。

8. 被术者如出现"晕灸"，即突然面色苍白，头晕、恶心、手足发冷，应马上停止施灸，让其平卧，喝一杯温开水或白糖水，很快恢复正常；如不解，则可艾灸足三里穴。

9. 选用艾绒要干净，无杂质，否则点燃后会蹦出艾火星，易灼伤皮肤或烧坏衣服。

10. 施灸完毕，要彻底熄灭艾火以防火灾。

11. 艾灸部位，不可抓破，保持清洁，以免感染。

12. 有些疾患决非艾灸1次即可痊愈，施术者应对被术者讲清，要有耐心坚持，决不可急于求成。

13. 个别人施灸后，有腰酸、疲劳、口干等不适反应，大可不必顾虑，继续施灸，则会很快消失。

中篇

多姿多彩的

灸疗技法

艾灸手法直接关系到治疗效果。正确的手法取效快、疗效好，否则就会疗效差，甚至无效。而正确的艾灸手法，还可给人以惬意、恬静的享受。正如古籍《备急灸法·骑竹马灸法》中写道：『灸罢二穴……其艾火即随流注先至尾闾，其热如蒸，又透两外肾，俱觉蒸热，移时复流足涌泉穴，自下而上，渐渐周遍一身』。这实际上就是艾灸中最常见的灸感传导现象。这种传导会从身体的施灸部位，将热流沿经络传向身体的远端或病灶部位，而加快取效。但是，有的人由于体质原因，而敏感性差，故没有灸感传导现象。

因此，不可一味追求感传而加大火力，否则会造成皮肤烫伤就会事与愿违。艾灸的手法据说琳琅满目，有近百种之多，经常使用的亦有一、二十种之多，而最常使用的则为艾炷灸、艾条灸和温灸盒灸。

艾炷灸就是将艾炷直接或间接放置到穴位上施灸的方法。

（一）直接灸

就是将艾炷直接施放于应灸部位皮肤上，进行施灸的一种方法。直接灸又被称之为"着肤灸"或"明灸"。唐代孙思邈在《千金要方》中说："炷令平正着肉，火势乃至病所也"。（图22）

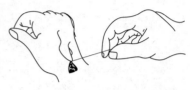

图22　直接灸

①　非化脓灸

是直接灸的一种，目前多被广泛使用，其又被称为"无瘢痕灸"。就是在施灸时将艾炷直接放到应灸部位的皮肤上，以温熨为度，不起泡，不留疤痕的一种方法。一般多采用中、小艾炷施灸。

在操作时，先要在被施灸的穴位上涂上少许的蒜汁或凡士林，以便艾炷放稳；艾炷放上后，可用线香点燃，当患者感到皮肤有灼烫感时，即可将艾炷熄灭或更换新艾炷。一般可连续灸5～7个艾炷，每一个艾炷又被称为1壮，也就是5～7壮，以局部皮肤产生红晕为度。

在施术过程中，如施术局部皮肤出现小水泡，无需处理，一般多可自行吸收；但如出现大的水泡，应用消毒过的针将水泡刺破，待排出水后外涂紫药水即可。对于小儿、女性或皮肤娇嫩者，施术时应特别小心，注意防止烫伤。此法还应注意，施术时不可取穴过多，一般3～5穴即可。

本法多被用于治疗腮腺炎、咽炎、喉炎、失眠、眩晕、多汗症、肩周炎、颈椎病、尿失禁、脱肛、子宫下垂、胃脘痛、痛经、月经不调、崩漏、哮喘、牙痛、蛇串疮、阳痿、遗精等病症。

〈**典型病案——灸治胃脘痛**〉

九月的某日上午，好友老余突然来访。只见其面色有些发白，手捂胃部。我一见即知，其过去的老胃病可能犯了。忙招呼其坐下，一问，果不出我所料：其从昨晚到现在胃部一直胀痛，十分难过。

老余是我老朋友，其毕业后，分配到陕西宝鸡。曾因患胃出血，回北京住院医治，痊愈后回厂。厂里的老医生有慈善之心，看其一人无人照顾，就找来一胎盘，做成包子，让其每天到她家食用2个，吃时虽感到有点"哈喇味"，但还是一直坚持吃完。说来也怪，吃完胎盘包子后，其多年的胃病竟然好了。后来娶妻生子，还当上了厂长。其妻是湖南人，喜食辣椒，自然其终身也与辛辣相伴；当上了领导，自然也少不了应酬，喝酒的量也大增了不少。这不，退休后仍然膏粱自奉，但身体却一直很健壮。

　　老余这次来北京已经一个多星期了，是为了参加老同学的聚会。聚会自然又少不了大吃大喝一番，酒也由平日的每餐二两，变为每顿半斤八两，一周下来，胃不痛那才是怪事。听了其叙述，又看了舌苔诊了脉，结果是苔厚腻，脉滑。属湿热蕴积，胃脘积滞，而导致胃脘痛。

　　治疗，则应审病求因，清化湿热，消导积滞。我先用毫针针刺足三里穴，施提插捻转刺激手法，令酸胀迅速向四周扩散，以止胃脘胀痛。起针后，又为其施艾炷非化脓灸，取穴：中脘、内关、足三里（图23），每穴施灸6壮。灸后胃部感到十分舒服，胀痛早已消除。嘱其今后一定注意饮食，绝不可暴饮暴食，更不可过量饮酒。

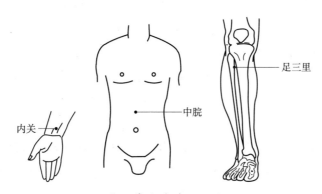

图23　中脘 内关 足三里

按　胃脘痛，又被称为"胃痛"，其是以上腹胃脘部疼痛为主要症状的病症。中医学认为，其病因多为饮食不节、寒邪客胃、肝气犯胃、脾胃虚弱等各种原因引发。正如《素问·痹论》曰："饮食自倍，肠胃乃伤"。《沈氏尊生书·胃痛》亦曰："胃痛，邪干胃脘痛病也"。大医李东垣曾说："酒者，大热有毒，气味俱阳"，且能生湿。老余已年近古稀之人，阳气已逐渐衰微，脏腑功能活动也呈现衰退，而其又嗜食辛辣，饮酒如浆，则体内湿热蕴积，伤脾碍胃，阻滞气机；"不通则痛"，而引发胃脘胀痛。这即为病之根本所在。

治疗，选择的穴位为中脘、内关、足三里。胃为六腑之中心，以通降为顺，故先针胃之下合穴足三里，以迅速止痛；再对以上三穴分别施艾炷非化脓灸。中脘为胃之募穴，通调胃腑；足三里为胃之下合穴，可通调腑气，和胃止痛；内关为手厥阴心包经之络穴，沟通三焦，功擅理气降逆，和胃止痛。艾灸因"火以畅达"，"引热外出"，故湿热浊秽得除，而能奏效矣。

② 化脓灸

又被称为瘢痕灸。此法即为选取不同大小的艾炷直接施放于应灸穴位上施灸，灸后起疱，自然化脓、结痂、脱痂，留有永久性瘢痕，故此得名。此法见于晋代皇甫谧所著《针灸甲乙经》。由于此法在施术时受术者较为痛苦，故目前临床已较少应用，一般多采用小艾炷施灸。

化脓灸在操作前，要先给受术者做好解释工作，令其有必要的心理准备。操作时先用2%碘酊消毒施灸部位皮肤，再用75%乙醇脱碘；再在该部位涂以蒜汁或凡士林，并将艾炷置于其上，用线香点燃；待艾炷燃尽，除去艾灰，用纱布沾冷开水擦净所灸部位，再依上法操作，施灸第2壮，依此操作。一般每次可施灸5~9壮，每次施灸1~2穴。

在施灸过程中，需要注意的是，如受术者感到灼痛时，术者可在施术周围用手轻轻拍打，以作缓解。《寿世保元》说："着艾火痛不可忍，予先以手指紧罩其穴处，更以铁物压之即止。"施灸完毕后，术者应用消毒棉球将灸处擦净，将清水膏化后紧贴灸处，以作保护。另嘱患者，在灸后的10日内可多吃羊肉、鸡肉、鱼、虾、豆腐及香菜等营养丰富的食物，可促使灸疮正常透发，以提高疗效。大约在灸后1周，施灸处就可化脓（脓色淡、多为白色或金黄色，黏稠，量多，为无菌性脓液），此时应注意保持疮面清洁，预防感染。还要根据脓液的多少决定更换清水膏的次数：脓汁多者，需每日更换2次；脓水少者，可每日更换1次。《明堂灸经》云："凡着艾得疮发，所患即瘥；不得疮发，其疾不愈"。一般灸疮需30~40日愈合，成永久性瘢痕。

对于施灸后在被施灸部位的皮肤上未出现化脓者，可在施灸部位再施艾条温和灸5~10分钟，一般连续2~3天即可化脓。对于疮面出现继发感染，脓液为黄绿色者，应积极治疗。

对于糖尿病患者，身体虚弱者以及面部、关节部位均不宜采用此法治疗。

本法可以提高机体免疫力，防病养生；对于一些缠绵难愈的慢性疾病，如哮喘、痫证、脱骨疽、瘰块、红斑狼疮、脉管炎、肺痨、预防卒中均有较好的疗效。

附：清水膏的制作

广丹120～240g，麻油500g。先将麻油放入铁锅内，加热至油滴入水中呈珠状时，将油锅离火，加入广丹搅拌即成，冷却后备用。

③ 发疱灸

本法多选用小艾炷施术，在施灸过程中，当受术者感到灼痛，则可将艾火压灭或再灸3～5秒后去掉，此时立即看到施灸处皮肤出现较大黄斑或红晕，且有汗出，往往隔1～2小时就会发泡。此时不需将泡挑破，任其自然吸收；如水泡过大，亦可用消毒过的针将泡刺破，放出液体，并涂上紫药水即可。一般在被灸局部会出现短暂性的色素沉积，会慢慢吸收，不会留下瘢痕。

此法多可用于治疗瘰疬、皮肤疣、哮喘、眩晕、肺结核等症。

（二）间接灸

又被称之为隔物灸。亦即是在艾炷和皮肤之间隔上其他物品而施灸的一种方法。相隔所用的物品可以是生姜、大蒜、食盐等生活用品；也可以是动、矿物药。这样既能防止艾炷直接放到皮肤上施灸，会对皮肤造成创伤，又可发挥所隔物品之功效，起到协同作用。一般来说，患者对隔物灸大多乐于接受，本法可广泛用于内、外、妇、儿、五官诸科，最常用的则有以下几种（图24）。

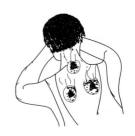

图24 间接灸

① 隔姜灸

就是用姜片作隔物，放在艾炷和皮肤之间进行施灸的一种灸法。生姜味辛，性微温，入脾肺二经，有生发宣散，调和营卫，祛寒发表，通经活络之功效。《针灸大成》曰："灸法用生姜，切片如钱厚……然后灸之"。清·吴师机在《理瀹骈文》中亦说："头痛有用酱姜贴太阳，烧艾一炷法"（图25）。

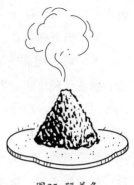
图25 隔姜灸

在临床操作时，应选择大块新鲜生姜，切成直径大约2~3cm，厚约0.2~0.3cm的姜片（姜片太厚热力不易渗透，太薄则易烫伤皮肤），并用牙签或针在姜片上刺穿数孔，放置在应施灸的穴位上。再选用合适的艾炷，或如米粒或如黄豆或如蚕豆大小，放置在姜片上，并点燃。在施灸过程中，如患者感觉太热，这时术者可将姜片提起片刻，然后再放下施灸；亦或在姜片下垫一张软纸，然后再灸，可灸至肌肤内感觉温热，局部皮肤潮红和湿润为度。一般每穴可连续施灸5~10壮，姜片可不需更换；亦可一张姜片灸1炷。此法简单易行，临床被经常使用。

此法多被用于虚寒性的病症。如腹痛、泄泻、呕吐、痛经、阳痿、早泄、不孕、荨麻疹、背痛、腰腿痛、面神经麻痹、冻疮、麻木、痹证、痿证等。

〈典型病案——隔姜灸提高精子量〉

精子数量一般在不育症男子检查精液时才会涉及到。男子精液的精子成活率低于60%，则会导致女方不孕。而用艾灸的方法，可以有效地提高男子精子的数量和质量，同时对提高男性的性功能也大有裨益。

在朋友的介绍下，一个澳门的男子来找我求治。该男子38岁，身体结实，系货柜车司机，结婚10载，但其妻子一直未孕。其妻曾到医院进行了一系列的检查，没有发现身体有明显的、不能怀孕的疾病。但男方检查，却发现男子精子成活率为30%，并有少量畸形精子和死精。其也曾服用过中西药及注射过丙酸睾丸素，但效果不明显。根据其身体状况，应属肾精亏损，命门火衰。我吩咐其采用艾炷灸。取穴神阙、关元、命门、腰阳关（图26）四穴，隔姜灸，每穴灸5~6壮，由于其路途远，我让其每周施灸2次。经过一个月的治疗，其

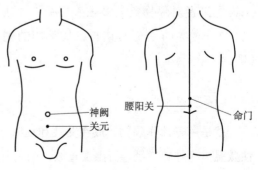
图26 神阙 关元 命门 腰阳关

叩门艾灸——从这里认识艾灸

精子成活率已提高到45%，其喜悦之情洋溢面上，连声致谢。其还神秘地把我叫到无人处，悄悄对我说，他的性功能也有了改善，过去有点早泄，现在性生活的时间延长了，妻子对他的满意度也提高了，感觉虽然路途辛苦，但真没白来。

精子成活率低，使女方不能受孕，是男性不育症的主要原因。主要是因睾丸生精功能缺陷，内分泌功能紊乱，精子抗体形成等诸多原因造成的。而其外因多和社会因素有关。如环境污染，经常熬夜，洗桑拿浴，打电脑、上网，抽烟饮酒，蹦迪，吸入过量汽车尾气，吃进越来越多残留的农药，长时间处于辐射、噪声中；另外就是精神紧张、压力过大，人的下丘脑产生"内毒素"，影响内分泌，导致精子活力下降，数量下降。中医认为，其多与五脏中肾、心、肝、脾有关，尤其与肾的关系最密切；多由肾精亏虚、气血不足、肝郁血瘀及湿热下注等因素造成精子质量下降，以致精少、精弱、精寒，甚至畸型精子等。治疗的方法则为益气养血，补肾调精。施用艾炷灸的方法，取穴神阙可调五脏之经气；关元可补肾壮阳；命门可补阳益肾；腰阳关可强督补肾。

艾灸已初见成效，我让他再坚持艾灸两个月，做进一步的提高，并建议在治疗期间，最好不要过夫妻生活。两个月后，其又到医院做了检查，结果其精子成活率达到60%，已无畸形精子。中医认为，肾为先天之本，内寓元阴元阳，主藏精而司生殖。肾气旺盛才可生精，才可使精子质量提高，才能促孕。

此时已为其妻子怀孕具备了条件，为保万无一失，我建议其仍继续施灸，为了能解决路远奔波之苦，我让其可回家自己施艾条灸；其妻子如果有时间也可以艾灸，施灸的穴位和男方一样，艾条灸每穴5～10分钟，隔日1次。

按 近年来，我国的生殖医学专家做了大量的调查和研究，发现与三四十年前相比，男性每毫升精液所含精子数量从1亿个左右，已降至目前的2000万至4000万个。中国生殖领域的高级专家王一飞教授感慨地说："我们在上海有专门的精子库，其中给我们提供精子的很大一批力量是大学生。他们本应年轻力壮，身体健康，但以捐献的情况来看，相当大一部分的精液质量达不到要求，不但精子数量少，而且精子活力也不够"。我想：如果艾灸能够普及，这一问题可迎刃而解。

② 隔蒜灸

就是用大蒜做隔物，放在艾炷与皮肤之间做艾灸的一种方法。大蒜辛温，性热，喜散，入脾、肺、大肠、胃经，有杀虫、解毒、消肿散结、止痛之功效。此法最早见西晋·葛洪《肘后备急方》："灸肿令消法，取独颗蒜，横截，厚一分，安肿头上，炷如梧桐子大，灸蒜上百壮。不觉消，数数壮，唯多为善，勿大热，但觉痛即擎起蒜，蒜焦更换用新者，不用灸损皮肉。"宋·陈言在《三因极一病证方论》中曰："痈疽初觉肿痛，先以湿纸复其上，其纸先干处即是结痈头也……大蒜切成片，安其头上，用大艾炷灸之三壮，即换一蒜，痛者灸之不痛，不痛者灸至痛时方住""若十数头作一处者，即用大蒜研成膏作薄饼铺头上，聚艾于饼上灸之"。

在临床施术时，多选用新鲜独头紫皮大蒜，切成厚0.2~0.3cm的薄片，中间用细针刺出数孔，放在患处或穴位上，再取中、小艾炷（多为鼠粪大或枣仁大），置放在蒜片上，点燃施灸，每灸4~5壮需更换新蒜片，每穴须灸足7壮；亦可取适量大蒜，捣烂如泥，敷在穴上或患处，在上放置艾炷并点燃，需灸足7壮，以被灸之穴位应灸至泛红为度。

在施灸过程中，如受术者感到灼热难当之时，术者应及时将艾炷撤掉。因大蒜对皮肤有刺激性，易使皮肤起泡；起泡后应用消毒过的针将泡刺破，排出水液，外涂紫药水，以避免感染。

本法在临床中，多被用于治疗乳痈，痤疮，毛囊炎，瘰疬，荨麻疹，带状疱疹，疖疮，神经性皮炎，牛皮癣，脚气，无名肿毒，蛇蝎，蜈蚣，蜘蛛咬伤等。汪机在《外科理例》中说："治毒者必用隔蒜灸"。

〈典型病案——隔蒜灸治牛皮癣〉

一日，一位年轻女士前来求治，进门后即对我旁边的学生说："我有点隐私想单独和老师谈一谈。"待学生们退去后，她说："我有牛皮癣。"说着，边撩开后背衣服，果然在后背有数块铜钱大小，钱币状红斑，色泽鲜红，上有光滑薄膜。其自述：自己原来没有此病，一直到结婚、生子都没事；但一次感冒，让她跌入了地狱。结果身上突然冒出了许多红点、红斑，斑上覆有白色鳞屑，皮肤还非常痒，一搔抓，斑上的鳞屑便纷纷落下，似鱼鳞一样，令人望而生畏。到医院去检查，医生说是牛皮癣，很难治好。就这样丈夫也和她离了婚。听朋友介绍，用凡士林调西瓜霜涂上有效，她试了试果然不错，皮肤也变的没有原来那么干燥了，也痒的不太厉害了。但前两天和朋友吃了点夜宵，吃羊肉火锅，这一吃不要紧，身上的癣又明显凸出了，还有小红疹也出来了，痒的也更厉害了。

听了患者的自述，察看了其皮损状况，皮疹似钱币状，色泽鲜红，鳞屑银白干厚，可见有新生粟米状红疹，心烦口干，大便秘结，小便黄赤。其症为牛皮癣无误。其目前的状况，正是牛皮癣的进行期。我建议其采用艾灸疗法和皮肤针法共治，这样可能效果更好。取穴：阿是穴（皮损局部）、肺俞、心俞、膈俞、大肠俞（图27）。治疗方法：①先用皮肤针叩击皮损部位和穴位，以表皮微出血为宜；②对皮损部位采用艾炷隔蒜灸，蒜片需用独头蒜，切成一元硬币厚，再用牙签在上面穿几个孔。每次灸5～6炷；背后穴位采用艾灸盒（罐）温和灸，

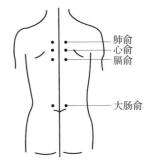

图27 心俞 肺俞 膈俞 大肠俞

亦可用艾条雀啄灸，每穴灸20～25分钟。每日治疗1次，12次为1个疗程。在治疗期间，其积极配合，经过1个疗程治疗，瘙痒已止，没有新的红疹出现，又经第2疗程治疗后皮疹渐消，已基本痊愈。

在施治过程中，患者提出：牛皮癣都说是内热引起，怎么还能用艾灸这种热法治之呢？这不犹如抱薪救火吗？答曰：不然，此即为用艾灸治疗的特点，在《理瀹骈文》一书中说："若夫热证可以用热者，一则得热则行也，一则以热能引热，使热外出也，即从治之法"。在施治中，选取阿是穴，可直达病所，并用隔蒜灸，大蒜有消肿、拔毒、止痛、散发之功，加艾火之力，可使体内热毒随火气而散发。其余诸穴各有疗效：肺主皮毛，可宣散毒邪；心主血脉，可凉血活血；膈俞为血之会穴，可行血活血，"血行风自灭"，且可润肤止痒；大肠俞可排体内毒素。由此，诸穴协同，焉能无效？患者听后，连连说："有理，有理"。

牛皮癣是俗称，西医称之为银屑病。是一种常见的慢性、复发性红斑鳞屑性皮肤病。其皮损多为丘疹或斑丘疹，表面多复有多层红斑鳞屑为特点，男女老幼皆可发病，但以男性青壮年较多，病程长，冬重夏轻。中医称其为"白疕""疕风""干癣""松皮癣"等。隋代《诸病源候论》说："干癣但有匡廓，皮枯索痒，搔之白屑出是也"。清代《外科大成》亦说："白疕，肤如疹疥，色白而痒，搔起白疕，俗呼蛇虱。由风邪客于皮肤，血燥不能荣养所致"。中医认为其病因为血热内蕴或瘀血阻络，造成肌肤失养。故治疗应养血润肤，祛风止痒或活血化瘀，疏通经络。在日常生活中，患者应注意避免感冒；忌食羊肉、狗肉、辛辣、酒酪等食品；不应用热水烫洗患处；避免忧思恼怒；以免诱发本病。

③ 隔葱灸

亦即是用大葱作为间隔物而施灸治疗的一种方法。大葱施灸时多选用葱白。葱白，味辛温，入肺、胃经。有发汗解表，散寒通阳之功。明·刘纯《玉机微义》治诸疝"用葱白泥一握，置脐中，上用熨斗熨之，或上置艾灼之，妙"。

在临床操作中，多选取厚约0.3~0.4cm的葱片3~4片，紧贴于所灸穴位或患处，因葱片有黏性。再在葱片上放置艾炷，点燃施灸，一般施灸5~7壮，以内部感觉温暖舒适，皮肤泛红但不灼痛为宜。亦可将葱白剁烂如泥，放在肚脐内或患处，再在葱白泥上放置艾炷，点燃施灸，每次施灸5~10壮。

本法在施治过程中，以灸至内部感到温暖即可，不可灸至灼痛。

本法多用于治疗虚脱、腹痛、尿闭、前列腺炎、乳腺炎等症。

〈典型病案——隔葱灸治小便不通〉

老杜，男，60岁，郊区农民，5年前办理了退休。其有一女，已婚，在某外企做主管，本来一家其乐融融。但老杜却和其妻关系很僵，简直是针尖对麦芒，每天见面就像见了仇人似的，十几年前两人就分居，好在农村房子多，两人前后各占一个院子，各过各的日子。总之，是眼不见心不烦。其妻还在上班，但老杜却整天闲呆在家，除了看电视，老杜唯一的爱好就是养生。由于老杜患有前列腺炎，故对艾灸格外钟情。自己买了艾绒、艾条、艾灸盒，隔三岔五地就在家里做起艾灸来。

一天，在街上老杜遇到其妻，想和她商量离婚之事，真是话不投机半句多，其妻冷冷地说："想要离婚，房子全部归我；否则，没门儿"。老杜被噎的半晌说不出话来。回去后越想越窝囊，连晚饭都没吃，一夜都是翻来复去，胡思乱想没有睡好觉。

一早起来，却出现了意想不到的事，就是小便解不出来了。这一下老杜可有些着急了，是不是喝水少了？但小肚子憋的胀胀的，这分明与水少无关。就这样忍到了中午，小肚子胀满的都有点受不住了，才想起来给我打电话咨询此事。

听了老杜的叙述，我认为其是由于肝郁气滞而造成膀胱的气化不利。遂建议其做神阙穴（肚脐）隔葱灸，每次灸4~6壮（图28）。由于老杜经常做艾灸，我建议其准备好艾炷和葱泥后，可半躺自己灸，也可由其女儿帮忙灸。由

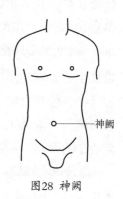

图28 神阙

于老杜的女儿休假在家，自然责无旁贷。

到了下午两点多种，老杜的电话来了，告诉我其小便已解，并说："只艾灸了4壮，就已经有了便意，艾灸真是一个宝呀"！

按　小便不通，中医学称之为癃闭，是指排尿困难。"癃"是指小便不利、点滴而出；"闭"则指小便不通，欲解不得，二者合称为"癃闭"。西医则称之为尿潴留。《素问·宣明五气篇》曰："膀胱不利为癃"。中医学认为，其病因多为膀胱气化不利造成，认为："膀胱者，州都之官，津液藏焉，气化则能出矣"。

老杜年已花甲，肾气已衰，真阳下竭，命火不足；又加上肝气郁结，而使经气不通，则令气化不利，水道阻遏不通。而治疗取神阙穴隔葱灸，一方面神阙穴内连五脏六腑，可调脏腑之阴阳气血；另一方面葱又有通利作用；则通腑调气，疏理气机，小便通矣。

④ 隔盐灸

就是用食盐做隔物，放在皮肤与艾炷之间做艾灸的一种方法。此法因是将盐放在肚脐中施灸，故又被称之为"神阙灸"。食盐，咸寒，入胃、肾、大小肠经，有清热解

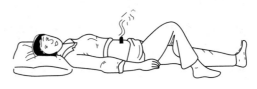

图29　隔盐灸

毒，凉血止泄，滋阴润燥，清火涌吐之功效。《类经图翼》说："纳炒干净盐满脐上，以施灸"，在古代许多医家喜用此法。西晋·葛洪《肘后备急方》治霍乱"以盐纳脐中，上灸二七壮"。唐·孙思邈在《千金要方》中治少年房事多少气"盐灸脐孔中二七壮"；治淋病"着盐脐中灸三壮"。《古今录验》曰："热结小便不通利，取盐填满脐中，作大艾炷，令热为度"（图29）。

隔盐灸的临床操作十分简单，只需将纯净干燥的食盐填敷于肚脐内，盐要填至平脐；如患者肚脐外凸，则可用湿面粉制成面团，并围在脐周成堤状，再将食盐填于内。此时将艾炷放置在盐上即可施灸，当患者稍感灼痛时，可及时更换艾炷；亦可在盐上放置姜片，再在姜片上放置艾炷施灸，一般每次施灸5~7壮；但如遇急症，可根据症状而灸，不拘壮数。

需要注意的是，如受术者为虚寒症，应将盐炒过后敷于肚脐内再灸之，则疗效更佳。另应注意，施灸时不可过热，否则盐过热后会烫伤皮肤。

本法多适用于中风、脱症、中暑、脱肛、急性腹痛、休克、泄泻、术后尿潴留、低血压、四肢厥冷、痢疾、疝痛、淋病等。

〈典型病案——隔盐灸治漏下症〉

一个星期五的下午，我接到一个由深圳打来的电话。对方是一位女性，自称是通过别人介绍艾灸有特效故想带女儿过来看病，并如约而至。其母介绍，女儿现年14岁，11岁时月经初潮，一切尚正常。但最近两年由于参加了学校的游泳队，增加了痛经的毛病，尤其是最近的几个月，经期过长，每个月的经期长达十几天，往往这次月经刚刚干净没几天，下次月经又接上了，虽然到医院里看了几次，但几乎没有什么改变。现在月经已经来了快二十天了，量很少，但滴滴拉拉，不干净，家里人很着急。观察：此女孩面色苍白、清瘦、言谈时声音轻微。询问之，其还有胃部不舒及痛经的毛病。据此，我告诉其母："你女儿的病，应是中医里的'漏下症'"，隋代《诸病源候论》指出："非时而下，淋漓不断谓之漏下"。《妇人大全良方》亦说："妇人崩中漏下者，由劳伤血气，冲任之脉虚损故也"。患者的病因多由经期寒湿内侵，并劳逸失调造成冲任受损，不能制约经血归经，故淋漓不净。当前首要先将月经止住，再进行调理。随即告诉其母，艾灸的确有奇效，可采用艾灸的方法先止住月经，然后再调理。艾灸，她们只是偶有所闻，但知之甚少。我即将艾灸有温经散寒、通络暖宫、逐瘀止血的诸多作用，略加讲解，一一告之，并嘱咐其母，回去后到药店购买艾条，给其女艾灸神阙穴（肚脐）和隐白穴（即大脚趾的内侧，指甲内下角旁），每穴各灸10～15分钟，每日灸1～2次（图30）。但在艾灸神阙穴前，先要在神阙穴内放入大粒海盐，以和肚脐平就可以了。如果买不到海盐，也可用食用盐，但在放盐前最好先放入脐内一小块薄纱布，再在上面放上食盐，以便艾灸完毕后的清理。接着我又给她们做了操作方法的演示，让她照此操作。其母惊诧着说："就这么简单，那我也会治病了"。"对，您也成了医生了"。我笑着回答。这时她紧锁的眉头，终于舒展开来。

临别前，我又告诫她治疗期间要保证营养，不要做剧烈运动；同时要随时与我联系，把治

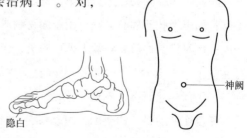

图30 神阙 隐白

疗后的反应告诉我。并把月经止住的下一步治疗所用的穴位"中脘""关元"和"命门"(图31)等穴指给她看，以治痛经和胃病。

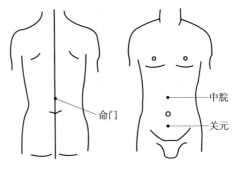

图31 中脘 关元 命门

第二天晚上，其打来了电话，告诉我回去后的当天晚上就进行了艾灸，今天上午月经量明显减少。我嘱其继续施灸。第三天，又打来电话，惊喜地告诉我，"月经已经干净了"，并感慨地说："艾灸这么神奇，我跑了好几个医院都没有治好的病，就这么简简单单灸几下就好了，太不可思议了"。我让其在三天后再给女儿艾灸中脘和关元、命门等穴，每周2～3次，每次每穴艾灸10～15分钟，连续3个月，中间遇到经期即停止，月经干净后再开始。饮食要避生冷，尤其是冷饮，月经期间不可游泳。

三个月很快过去了，其又如约给我打来了电话，连连兴奋地说："奇迹，简直是奇迹，现在我女儿不仅月经病治好了，而且胃病、痛经甚至低血压都治好了，而且气色也好了许多，人也更精神了；简直象变了一个人，您看我还真成医生了"。其实这正是艾灸的神奇之处，她让一个对医学一窍不通的人，也能为别人治好病。

按 "漏下症"亦即西医的功能性子宫出血，其特点是月经淋漓不断。清代曹埛说："女子月经，本于血室，血室即血海，而其脉则属于冲任督三脉，心与小肠二经，为脉之源也"。止漏选取神阙（隔盐灸）穴和隐白穴，则穴症相附。神阙位于任脉，与督脉、冲脉相通，且盐味咸可入肾，故可调经止漏；隐白穴为脾经之井穴，可益气止血。以上穴位共同作用，则漏下可止矣。

附：古代常用隔物灸

在我国，古代的隔物灸更是多种多样，琳琅满目，被广泛应用于临床，尤其在外科应用更多。以下亦是应用较多者。

*隔韭菜灸（附：狂犬咬伤灸法）————————————

隔韭菜灸就是用韭菜作间隔物而施灸的一种灸法。《千金方》载有治恶露疮方，"捣薤叶敷疮口，以大艾炷灸药上，令热入内即差"。《疡医大全》亦说："疮

中篇 多姿多彩的灸疗技法

毒溃后，风寒侵袭，作脓痛者，用韭菜杵烂，炙热，敷患上，冷则易之。或捣成饼，放患上，艾炷灸之，使热气入内。"

临床操作：取适量韭菜连根，洗净晾干，捣烂如泥，制成钱币状圆饼，放置在疮面上，用大艾炷点燃施灸，每次施灸1～3壮，换炷不换韭菜饼，使局部热气入内。

本法在临床上多用于治疗疮疡、狂犬咬伤等。

附：狂犬咬伤灸法

当被狂犬咬伤后，应立即施灸，如时间延迟以致过久则不易生效。

其法为：先用火罐将伤口中的毒血拔除干净，再取韭菜入锅内炒热，杵如泥状，做成一分厚饼状，敷在创口上，上置艾炷灸之，宜连灸百壮为佳。灸后，宜每日吃炒韭菜一两，连吃七周。并今后不可吃狗肉。

*隔黄土灸

隔黄土灸就是以黄土做为隔物，放在艾炷与皮肤之间而施灸的一种灸法。《资生经》曰："急取净黄土和水为泥，捻作饼子，厚二分，宽一寸半，贴疮上，以大艾炷安饼上灸之……可日夜不住灸之，以瘥为度。"《千金要方》亦曰："小觉背上痒痛有异，即火急取净土，水和泥捻作饼子，厚二分，阔一寸半。以粗艾作大炷，灸泥上，贴着疮上灸之，一炷一易饼子。若粟米大时，可灸七饼子，即差；如榆荚大，灸七七饼炷，即差；如钱大，可日夜灸之，不限炷数。"

临床操作：取纯净黄土，和水为泥，制成泥饼，厚约0.6cm，直径约5cm；再用牙签或粗针在上刺出数个针孔，放置在被施灸部位，在饼上可施放大或中等艾炷，点燃施灸，一般灸1壮换1个泥饼，可连续灸5～10壮，以患者有温暖感觉透过皮肤为度。需要注意的是施术时艾炷宜大，时间宜长，火力宜旺。

本法多用于治疗湿疹、白癣及湿毒引起的其他皮肤疾病。

*隔附子灸

隔附子灸就是以附子作为间隔物，在上放置艾炷而施灸的一种灸法。附子，辛温大热，有毒，有回阳救逆、补火助阳、散寒止痛的作用。《千金要方》曾记载治痈肉中如眼，诸药所不效者方："取附子，削令如棋子，安肿上，以唾贴之，乃灸之，令附子欲焦，复唾湿之，乃重灸之。如是三度，令附子热气彻肉，即差。"

清·赵学敏在《串雅外编》中则称此法为"附子灸"。其曰："痈疽灸漏，疮口冷，脓水不绝，内有恶肉，以大附子水浸透，切大片，厚一分，安疮口隔艾灸，数日一灸，灸五、六、七次，服内托药自然长满"。

临床操作：取熟附子用水浸透后，切成0.3~0.5cm的薄片，中间用针穿数个小孔，将其放在应施灸的穴位上，其上再放置艾炷，并点燃。在施灸过程中，如附子片发焦，可更换新片，应灸至热力穿透皮肤，施灸部位皮肤出现红晕为度。一般每日施灸1次，10次为1个疗程。

在施灸中，亦可施附子饼灸，其是将生附子研成细末，用黄酒调和做成饼状，如一元硬币大小，厚0.4~0.5cm，中间用粗针刺数孔，将其放在穴位或疮口上，再上置艾炷点燃施灸，灸时如附饼干焦，可更换新饼，直灸至局部皮肤潮红为度。每日施灸1次，直至病愈。宋·《太平圣惠方》曰："治卒中，不知人，四肢厥逆，附子研末置脐上，再灸之，可活人"。

本法多用于治疗阳虚病症：阳痿、早泄、遗精、肾虚牙痛、脱骨疽，以及疮疡久溃不收口等。

*隔药饼灸

隔药饼灸是将药饼做隔物，放在皮肤与艾炷之间做艾灸的一种方法。药饼可以用不同药物制成，其治疗作用也有所不同。《外科发挥》曰："用炮附子祛皮脐，研末，以唾液和为饼，"治疮口不收敛；《理瀹骈文》用巴豆、大黄、唾液和饼贴脐"治伤寒食积冷热不调"；《本草纲目》用甘遂末以生面糊调敷脐中及丹田内"治二便不通"；《千金要方》用葶苈饼灸治痔疮、瘰疬；《千金要方》用水和面制成饼，施灸治疗恶疮与腹中冷痛等。据统计，这种以不同药物制饼而灸的方法多达五六十种。

操作方法：取所需中药，将其混合打成细粉，将药粉用冷水和好，制成厚约0.3~0.4cm，大小如铜钱或银元大小的药饼；将药饼放在选好的穴位上，再在药饼上施放艾炷，并点燃，每穴施灸3~5壮。

需注意的是，药饼的厚薄要适度，太厚则传热慢，疗效差；太薄则易烫伤皮肤。如在施术中，皮肤被烫起泡，可用消毒针具刺破水泡，排出水，涂紫药水即可。

本法所治病症应以选取药物不同，而疗效各异。

*隔巴豆灸

隔巴豆灸是用巴豆作为间隔物而施灸的一种灸法。巴豆，辛热，有大毒，归胃、大肠、肺经，可泻下冷积，逐水退肿。《寿世保元》治"腹中有积及大便闭结，心腹诸痛，或肠鸣泄泻，以巴豆肉捣为饼，填脐中，灸三壮，可至百壮，以效为度"。此外，还有巴豆和其他药物混合而制成膏状，放于脐中，用艾炷灸之。《普济本事方》曰："治结胸法，巴豆十四枚，黄连七寸，和皮用。右捣细，用津唾合成膏，填入脐心，以艾灸其上，腹中有声，其病去矣。不拘壮数，病去为度。才灸了，便以温汤浸手帕拭之，恐生疮也"。《理瀹骈文》中治疗伤寒食积冷热不调者"用巴豆、大黄、唾和饼贴脐，艾烧数炷，热气入肚即住"。

操作方法：取不去油的巴豆10粒，捣碎研细，加入白面3g，加入水适量，调制成膏状，捏成饼状，放于脐中，上置艾炷施灸，以有效为度，不拘壮数。此外，还可用巴豆与其他药物合用，如用不去油的巴豆10粒，黄连末适量，混合，用水调成膏状，放入脐中，用艾炷施灸。

此法多用于治疗食积、腹痛、泄泻、胸痛、二便不通等。

*隔川椒灸

隔川椒灸是用川椒做为间隔物而施灸的一种灸法。川椒，辛温，有小毒，归脾、胃、肾经，有温中、止痛、杀虫、燥湿的作用。《肘后备急方》卷五，疗一切肿毒疼痛不可忍者，"搜面团肿头如钱大满中安椒，以面饼子安头上，灸令彻，痛即立止"。《古今医鉴》卷十，治一切心腹胸腰背苦痛如锥刺方曰："花椒为细末，醋和为饼，贴痛处，上用艾捣烂铺上，发火烧艾，痛即止"。

操作方法：取川椒适量研为细末，用陈醋调制成糊膏状，制成药饼，厚约0.3cm，敷放于患处，上置中或小艾炷，点燃灸之。施治中如患者有灼痛感，可更换艾炷再灸之。一般每次施灸5~7壮。

其适用于治疗各种肿毒疼痛，跌仆扭伤所致的伤筋积血，腹胀痞满等。

*隔豆豉灸

隔豆豉灸是将豆豉制成饼作为间隔物而施灸的一种灸法。淡豆豉，苦寒，入肺、胃经，有解毒、除烦、宣郁的功效。隔豆豉灸法最早见于晋·《范汪方》，唐·《千金要方》则有较详尽的记载："治发背及痈肿已溃未溃方，香豉三升，少与水和，熟捣成强泥。可捻作饼子，厚三分已上，有孔勿复孔上，布豉饼。以艾列其上灸之，使温温而热，勿令破肉。如热痛，即急易之，患当减，快得安稳。一日二度灸之。如先有疮孔，孔中得汁出，即差"。在《千金要方》中，还介绍了用隔豆豉灸法治疗耳聋，其法为"捣豉作饼填耳内，以地黄长五六分，削一头令尖，纳耳中，与豉饼底齐。饼上着楸叶盖之，剜一孔如箸头透饼，于上灸三壮"。

操作方法：取淡豆豉适量，捣烂，加入水或黄酒调和成糊膏，制成约0.4~0.6cm，厚如疮口大的饼，并用针在上面穿数孔，放置在疮面上，在上放艾炷并点燃，以患者感温热舒适为度；如疮已破溃，可将豉饼置疮口周围，上放艾炷点燃，每日灸1次，以愈为度。另外，还可用豆豉、花椒、生姜、青盐、葱白各等分，共捣如泥，制成药饼，并在上用针刺穿数孔，放置疮面上，上置艾炷灸之，每次可灸3~5壮，每日施灸1次，直至痊愈。

本法可用于痈疽发背、顽疮、恶疮肿硬不溃或溃后久不收口、疮面黑黯等。

*隔皂角灸

隔皂角灸就是用皂角作为间隔物而施灸的一种灸法。皂角，辛咸温，有小毒，归肺、大肠经，有祛痰、开窍之功。元·朱震亨《丹溪心法》曰："解九里蜂，用皂角钻孔，贴在蜂叮处，就皂荚孔上用灸三五壮，即安"。书中还介绍了用此法治疗蜈蚣、蝎子伤人。

操作方法：取皂角切成片，放在患处，上置艾炷施灸，一般每次可施灸3~7壮。

此法多用于治疗蜂蜇、蚊叮、虫咬等。

*隔香附灸

隔香附灸是用香附作为间隔物而施灸的一种灸法。香附，味辛、微苦、微甘，性平，归肝、三焦经，有疏肝理气，调经止痛之功。《外科证治全书》以"生香附为末，生姜自然汁和，量患大小作饼，复患处，以艾灸之"。用来治疗瘰疬痰毒或风寒袭于经络红肿。

操作方法：取适量生香附，研为细末，加入生姜汁调和成糊膏状，捏制成圆饼，厚约0.5cm，放于患处，上置中艾炷施灸，以灸至患者感温热舒适为度。

此法适合于治疗痰核、瘰疬、痹证等。

*隔木香灸

隔木香灸是以木香制成的药饼为间隔物而施灸的一种灸法。木香，辛苦温，归脾、胃、大肠经，有行气、调中、止痛之功。《外科证治全书》曰："以木香五钱为末，生地黄一两杵膏，和匀，量患处大小作饼，置肿上，以艾灸之"。

操作方法：取木香末15g，生地30g，共捣成膏状，制成厚约0.6cm的药饼，放置于患处，上用中、小艾炷施灸，一般可灸3～5壮，以患处温暖舒适为度。

此法可用于治疗闪挫跌仆，气滞血瘀等。

*隔蟾蜍灸

隔蟾蜍灸是以蟾蜍作为间隔物而施灸的一种灸法。蟾蜍辛凉有毒，有解毒消肿、止痛利尿之功。蟾皮，甘辛温，有毒，入心、胃经，可解毒消肿、强心止痛。《类经图翼》在灸治瘰疬法中说："用癞虾蟆一个，破去肠，复病上。外用真蕲艾照疮大小为炷，于虾蟆皮上当病灸七壮或十四壮，以热气透内方住"。

操作方法：取活蟾蜍1只，破腹去肠或剥取外皮，放于患处，上置中、小艾炷施灸，每次灸3～7壮。

此法多用于治疗疮疡、疖肿等。

*隔葶苈灸

隔葶苈灸是以葶苈子制成饼状作为间隔物而施灸的一种灸法。葶苈子，苦辛大寒，归肺、膀胱经，有泻肺平喘，利水消肿之功。在《千金要方》卷二十三灸治漏方中说："葶苈子二合，豉一升。右二味和捣，令极热，作饼如大钱，厚二分许。取一枚当疮孔上，作大艾炷如小指大，灸饼上，三炷一易，三饼九炷，隔三日后复一灸之"。

操作方法：将适量葶苈子、淡豆豉捣烂，制药饼如硬币大，厚约0.6cm，上面用粗针刺穿数孔，放于疮口上，上置中艾炷点燃施灸，每当施灸3壮后换1个葶苈饼，每次灸9壮，每3日施灸1次。

此灸法多用于治疗痔疮、瘰疬等。

*隔鸡子灸

隔鸡子灸就是用鸡蛋做间隔物而施灸的一种灸法。《神农本草经》认为"鸡子""主除热火疮，痫痉"。《随息居饮食谱》认为鸡蛋可"补血安胎，濡燥除烦，解毒熄风，润下止逆"。《串雅外编》"鸡子灸"曰："凡毒初起红肿无头，鸡子煮熟，对劈去黄，用半个合毒上，以艾灸三壮，即散"。《寿世保元》亦曰："发背痈疽初走未破，用鸡蛋半截盖疮上，四围用面敷住，上用艾灸卵壳尖上，以病人觉痒或泡为度，臭汗出即愈"。

操作方法：取鸡蛋1枚，煮熟，对半切开，取半个，去除蛋黄，盖在患处，在蛋壳上置放艾炷，并点燃施灸，以患者感觉到局部热痒为度，不限壮数。

此法多用于治疗发背、痈疽初起。

*隔徐长卿灸

隔徐长卿灸是以徐长卿作为间隔物而施灸的一种灸法。徐长卿，辛温，归肝、胃经，有祛风止痛、活血、利尿、解毒、消肿之功。

操作方法：取适量徐长卿鲜根，将其捣烂如糊膏状，制作成厚约0.5cm的药饼，并将其置放在穴位上或患处，在上施放中、小艾炷，点燃施灸。一般每穴每次施灸5~10壮。在施灸过程中，若局部感觉灼痛，则需更换新艾炷，以免烫伤。

此法在临床多用于治疗风湿痹痛、跌打损伤、荨麻疹、过敏性鼻炎等。

*隔蓖麻仁灸

隔蓖麻仁灸是将蓖麻仁制成饼状，作间隔物而施灸的一种灸法。蓖麻仁，性甘辛平，有毒，归大肠、肺经，有消肿、拔毒、润肠、通便之功效。

操作方法：取蓖麻子，除去外壳，将适量蓖麻仁捣烂如泥膏状，制成如硬币大，厚约0.3cm的圆饼，敷放在穴位上，上置小艾炷点燃施灸。一般每次灸5~7壮，7日为1个疗程，疗程间可间隔2~3天。

此法多用于治疗胃寒、阴挺、面瘫等。

*隔藕节灸

隔藕节灸是以藕节作间隔物而施灸的一种灸法。藕节，性甘涩平，入肝、肺、胃经，可止血、化瘀。米醋，性温，味酸、微苦，有散瘀止血，缓急止痛，解毒杀虫之功。《本草拾遗》指出：醋能"破血运、除癥块坚积、消食、杀恶毒、破结气，心中酸水痰饮"。

操作方法：取藕节一块，浸泡于温水、米醋各20ml的溶液内，15分钟后取出，切成硬币大，厚0.2cm的片，施放在穴位上，再放置上中艾炷施灸，每穴每次施灸5~7壮。

此法可用于治疗高血压、脑溢血、鼻衄、肺炎及急性支气管炎等。

除以上常用的隔物灸外，还有隔蚯蚓泥灸、隔白附子灸、隔矾灸、隔酱灸、隔纸灸、隔牛奶灸、隔山药灸、隔黄豆灸、隔苍术灸、隔芒硝灸、隔赤小豆灸、隔核桃灸、隔槟榔灸、隔麻黄灸、隔桃叶灸、隔胡椒灸等等，不一而足。

二　灵活快捷的艾条灸

艾条灸又被称为艾卷灸，是将艾条的一端点燃，在穴位上施灸的一种方法。艾条灸由于操作简单、治疗范围广、疗效好、对皮肤没有直接损伤而深受患者和施术者喜爱的一种灸法，也是目前施灸中最常使用的方法之一。艾条灸又可分为悬空灸和实按灸。

（一）悬空灸

悬空灸又被称为悬灸或悬起灸。是将点燃的艾条悬于施灸部位的一种灸法。包括温和灸、回旋灸和雀啄灸。

①　温和灸

温和灸又被称之为定点灸。是将点燃的艾条悬于施灸部位之上，固定不移，直至局部皮肤出现红晕的一种灸法（图32）。

此法临床操作如下：施术者取艾条，将一头点燃，对准施灸穴位，约距皮肤2～3cm左右进行施灸，当患者有温热舒适感觉，施术者可固定不移，直灸至皮肤出现红晕即可，每次大约10～15分钟。如在施灸

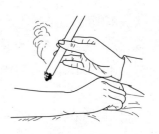

图32　温和灸

中，患者感到灼痛，施术者可用手轻轻按摩四周皮肤，以减轻刺激和热力的渗透。为了避免烫伤患者皮肤以及减轻施术者的疲劳，施术者可用拇、食、中指持艾条，小指放于穴位附近施灸，以便感知温度而调节施灸距离。此法多用于补法。

此灸法临床运用较多，多用于治疗腰痛、胃痛、肩周炎、缠腰龙、脱肛、乳腺增生、湿疹、牛皮癣、神经性皮炎、冻疮、流泪症等。

〈典型病案——温和灸止腹泻〉

今年的夏天格外热，在8月下旬的某日，接到我的学生傅碧云从江西打来的电话，原来其正在老家坐月子。其自述："小儿已出满月十几天了，但最近一个多星期，却出现了腹泻的毛病，每天都拉十几次，甚至有一天大便拉了二十多次，但每次量都不多，有泡沫，而且稀，臭味不大；同时还伴有呕吐，吐出的多是不消化的乳块，并且每天吃奶也不多；此外，就是手脚发凉，胳膊和腿摸起来有点冰凉。我也曾带他到医院里看过医生，也输过液，吃过药，但总是不见效。我想请您帮助出一出主意"。话语中带有哽咽和忧伤。

我沉思了一下，马上问："你在坐月子期间是否开了空调?"其回答曰："是的，这个夏天太热了，不开空调根本没法呆。我家又住在顶楼，每天太阳都直晒屋顶，屋里简直像个蒸笼""对的，这就是病因所在""难道和开空调有关?"其又接着问，似乎还有些大惑不解。

我遂即告之，空调所发散出的冷气是寒湿之邪，对于身体正常之人可能尚无大碍，但新生小儿由于系稚阴稚阳之体，最易伤阴伤阳，尤其当解衣受凉或失盖腹冷，寒湿之邪皆易侵入机体，困阻脾阳，令脾失健运。再加之你生完小孩之后，气血本已大亏，又居处空调之室，卫外失固，邪易侵入，而造成乳冷，乳儿食之，更易伤儿脾胃。故小儿外伤寒湿，内伤脾胃，表里同病，焉不腹泻。此正如《小儿卫生总微论方·泻论》所言："泻于暑热时多患者，谓时热及饮食皆冷故也，不伤于热，必伤于冷……若小便快而泄者，必冷也"。《小儿药证直诀》亦曰："脾病，困睡泄泻，不思饮食""吐乳泻青，伤冷乳也"。

"老师，那该怎么治疗呢?"其又焦急地发问。我便告之，治疗则须健脾胃，除寒湿。脾胃为人之后天，脾胃壮，则元气充足，免疫力才强。并告之，元·朱丹溪曾指出："如足胫冷，面㿠白，口中气冷热进退不定，身常偎人，眼珠青，吐泻不止，肚腹作痛，凡此皆宜温补，不可凉药、利药也"。而温补最简单、最实用的当属艾灸。艾灸可以"除寒湿……温中开郁"，中即为脾胃，脾胃经气得调，则水精四布，湿化而泻自止。治疗取穴则选取神阙穴（肚脐）（图33），采用隔姜灸，因小孩太小，皮肤娇嫩，可施艾条温和灸，每次施灸5分钟左右。其中神阙穴内连五脏，故其可健脾胃，调五脏；生姜具有暖胃散寒的作用；诸效协同，就可脾胃健、泻泄止。

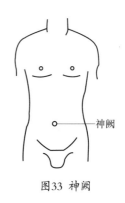

图33 神阙

傅碧云听后喜出望外，连声道谢。两天之后，其又一次给我打来了电话，告诉我，其子的大便次数已经少多了，而且奶水吃的多了，人也有精神了。我告诉她，仍需再灸数天，以资巩固。孩子痊愈后，可不时给他施以"身柱灸"，以保小儿无病。

按 腹泻，又称泄泻，是两岁以下的婴幼儿常见疾病。一般多指大便次数多，大便稀薄如水的病症。临床可见：大便每日10次左右，每次排出量不多，多为蛋花样或水样；同时可伴有呕吐、发热及烦躁啼哭等。中医学认为，其病因多为感受外邪，婴幼儿为稚阳之体，形气未充，脏腑娇嫩，《温病条辨·解儿难》曰："脏腑薄，藩篱疏，易于传变；肌肤嫩，神气怯，易于感触"。当其遭受风寒之邪后，寒邪内侵，客于肠胃，阻滞气机，而生腹泻；另婴幼儿以母乳为食，喂养不当，亦会伤及脾胃而腹泻。万密斋曰："乳食，儿之赖以养命者也。……热则伤胃，寒则伤脾，富贵之儿，脾胃之病，多伤饮食也"。脾胃一旦受损，运化不利，清浊不分，则会产生腹泻。此正如《幼幼集成》所言："夫泄泻之本，无不由脾胃，盖胃为水谷之海，而脾主运化。使脾胃和健，则水谷腐化而为气血以荣卫。若饮食失节，寒温不调，以致脾胃受伤，则水反为湿，谷反为滞，精华之气不能输化，乃致合污下降而泄泻作矣"。

② 回旋灸

又被称之为热熨灸。是将点燃的艾条在距被施灸皮肤3cm处，平行往返移动而施灸的一种灸法（图34）。

其在临床操作如下：施术者将艾条一头点燃，将其悬于被施灸部位，距其3cm左右，往返回旋或左右往返移动而旋灸。一般可施灸20～30分钟，以局部皮肤有温热感不灼痛为宜。在施灸过程中应注意，不可

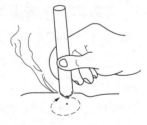

图34 回旋灸

长时间不移动而固定旋灸，施灸应以被施术者能忍受为宜。此法多用于泻法。

此法多被用于治疗风湿痹痛、鹤膝风、类风湿关节炎、股外侧神经麻痹、冻疮等病症。

〈典型病案——回旋灸治蛇串疮〉

某年秋季的一天，一大早小马就急匆匆地跑来找我，请我去给他叔看看病，

并告诉我其叔患了"蛇串疮"，疼的整夜都没法睡，甚至有时还嗷嗷直叫。

一走进老马家的院子，就听见老马的呻吟声。观察：老马已年近七旬，在其右侧肋部生有一片面积约6cm×10cm大的疮面，表面糜烂，上生有密集丘疱疹，多为高粱米大小，呈簇状，三五成群，带状排列；疱内有混浊液体，易破裂。其自觉疼痛剧烈，火烧火燎，烦躁不安。据其老伴介绍：三天前，就发现右肋下这片皮肤有点刺痛，但看了半天也没发现有什么变化；可到了夜里，却愣是给疼醒了，起来一看，不知什么时候在这块皮肤上长出来小米大小的疹子，像针扎一样疼，很快这块皮也变红了。第二天一大早就去了医院，大夫说他得了带状疱疹，又叫蛇串疮，是病毒引起的，当时就给打了"病毒灵"，还给了止痛药，但是不知为什么却不管用。您看用中医能不能治，最好先帮助能止痛。

我首先安抚两位老人，告诉他们中医治疗此病效果好、见效快，大可放心。并告诉老马治疗时有些疼，要忍住疼，很快就会好，一边说着，一边动手，先用闪罐法在其病灶区施术，令其疱疹破裂，恶水排出，并用消毒棉蘸干；再取艾条，三支扎成一束，点燃在疱面上施回旋灸，大约艾灸了30分钟，此时疮面已干，老马感觉疼痛似乎已减轻了许多。感叹地说：看来今晚可以睡觉了。

施术完毕后，我对老马说："明日再治疗1次，大概就可好了"，并一再嘱咐其不可发脾气，不可喝酒，否则病情会加重，老马一一应承。

谁知第二天一早，小马就打来电话，告诉我今天不用去治疗了，老马的病已经好了，并且皮损已加痂了，也不疼了。

按 蛇串疮，西医称之为带状疱疹，中医《外科大成》称为"缠腰火丹"，《外科启玄》称为"蜘蛛疮"。是以皮肤起红斑、水疱，伴有剧烈疼痛为特征的急性皮肤病。其临床多表现为皮损在单侧胁肋、胸腰部，初起皮肤焮红，继之出现粟疹、丘疱疹，大小如绿豆或黄豆，疱内液体澄清或混浊，伴有皮肤灼热剧痛。明·《疡科准绳》曰："绕腰生疮，累累如珠何如？曰：是名火带疮，亦名缠腰火丹"。

西医认为，其病因是由带状疱疹病毒所致；中医则认为，其多由七情不调，心肝火盛，郁久化毒，发于体表；或饮食不节，脾胃运化失司，水湿内停，久郁化热；亦或湿热内蕴，浸淫肌肤而发。《医宗金鉴·外科心法要诀》曰："缠腰火丹，蛇串名，干湿红黄似珠形，肝心脾肺风热湿，缠腰已遍不能坐"。

治疗此症，我为其先施闪罐法，目的在于将湿毒之邪排出，泄火解毒；而再为其施回旋灸，则是促进血液循环，增强代谢，改善局部的免疫功能。此正如

《素问·针解篇》所说："宛陈则除之，是出恶血也。"
恶血排除，新血则生，疾则愈矣。

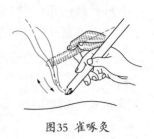

图35 雀啄灸

③ 雀啄灸

雀啄灸是将艾条的一端点燃，在被施灸部位上下
移动，忽远忽近似麻雀啄米一样施灸（图35）。

其临床操作如下：取艾条，将其一端点燃，对准
穴位，在距离穴位3cm上方，一上一下，一起一落似鸟雀啄米对穴位施灸，一般
一次施灸5～10分钟，以皮肤出现红晕为度。每次可施灸1～3穴，此法多用于泻
法。

在临床，此法多用于治疗湿疹、神经性皮炎、缠腰龙、牛皮癣、肩周炎以及急
性病、昏厥急救、儿童疾病等。

〈**典型病案——雀啄灸治痹证**〉

老杨，男，60岁。十多年前下海，由北方到广州，先给人打工，后成为小老
板。在打工时，由于所住环境比较潮湿，在不知不觉中右臂三角肌下感受风湿。开
始时感觉不大，但由于广州的大环境是湿热，故日后疼痛加重，每当阴天下雨或天
气寒冷时，则疼痛加剧，感到一剜一剜的酸痛，甚至坐空调汽车，都会有痛感袭
来。对此，老杨自嘲说："我这里比天气预报还准。"故天气再热，在家里也不敢开
空调。但是疼痛的地方却始终没变过。

对此疼痛，老杨也曾治疗过，先后贴过多盒的"伤湿止痛膏"，但都是不除
根。贴的时候管用，过一段时间依然如故。随着年龄的增长，老杨感到疼痛有增加
的趋势。于是，找我来帮其治疗。

老杨的病症很明显是痹证，又根据其痛点固定不移，受寒加重的特点，其所
患应为寒痹。根据"寒者热之"的治疗原则，我建议为其做艾条雀啄灸，以艾之温
热驱其臂内之寒湿，老杨欣然同意。当我手执艾条，在其右臂三角肌下的痛点一上
一下，似小鸟啄米一样操作时，老杨感到十分新奇，忙问："为什么这样操作，有
什么好处？"我告之：这是艾条灸的泻法，有助阳散寒的作用，可将滞留在臂内深
藏的寒湿之邪散发出。《灵枢·禁服》篇说："脉血结于中，中有著血，血寒，故宜
灸之。"此症的发生是由于体内正气不足，而感受的寒湿之邪过盛，正不能驱其外
出，寒湿滞留体内，而使血脉凝滞，经络不通，"不通则痛"。老杨听后感慨地说：

"听君一席话，胜读十年书啊"！

在我为老杨施术5分钟时，其痛点处没有温暖的感觉，一直施术到约10分钟，才感到了热意，渐渐痛点处的皮肤产生了玫瑰红色，一直施术了约15分钟才结束。我约其隔日再来治疗。

次日老杨如期而至。一见面就兴冲冲地对我说："艾灸真是好啊，你看昨天的天气那么阴，还下了雨，要照过去，我这点早就疼上了，但昨天却没事。看来我这天气预报的功能快结束了"。我告诉他：此病病程较长，要想彻底治好大约需2~3个月的时间，要坚持，否则会功亏一篑。老杨表示了认同。

按 痹证是常见病，是以骨骼、肌肉、关节疼痛为特征的病症。"痹"同"闭"，亦就是经络不通，气血不行，不通则痛。其病因，《素问·痹论》说："风、寒、湿三气杂至，合而为痹"。在中医里又将痹证分为三类。风邪重者，痛无定处，为行痹；寒邪重者，痛有定处，固定不移，为痛痹；湿邪重者，肢节沉重不举，肌肤肿胀为着痹。

老杨之症，痛点不移，喜暖怕寒，应为痛痹。《素问·痹论》曰："痛者，寒多也，有寒故痛也"。治疗则应"血寒灸之"。唐·孙思邈亦说："凡病皆由气血壅滞，不得宣通，针以开导之，灸以温暖之"。以艾之走窜通络，可温散寒邪，通经活络，使脉道通利，气血流畅，则"通则不痛"。西医学研究表明：局部艾灸之后，可明显改善微循环，加快血液运行，使血中吞噬细胞增多，有利于机体康复。

（二）实按灸

就是将内有中药的艾条点燃后，趁热直接按在垫有数层纸或布上，令热气通过穴位透达深部的一种施灸方法。常用的有太乙神针和雷火神针。

① 太乙神针灸

其又被称之为"太乙针"，是在雷火神针的基础上，将其所含的药物处方改变而成，操作则与雷火神针同（图36）。

其操作时，先将太乙神针一端点燃，并将棉布折叠成5~7层，或10层棉纸重叠复盖在应施灸穴位上，另将艾火的一端紧按在穴位上，停留1~2秒，如此反复施灸，可连续施灸10次左右，如中途艾火熄灭，

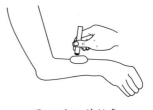

图36 太乙神针灸

可重新点燃后继续施灸。另外一种操作方法则是将艾条点燃的一端以7层棉布包裹后，紧按在穴位上，如患者感觉太烫时，可将艾条稍稍提起，等热减再灸，如此反复，每穴可按灸5～7次，途中如火熄、冷却，则可重新点燃灸之。

在操作时还应注意，施术者在施灸时，太乙神针应对准穴位。在临床操作时，施术者一般多准备两支太乙神针，可交替使用。另外还需注意，操作时火力不可太大，应以患者感到温暖舒适为度。

太乙神针药物的配方除《本草拾遗》所载外，尚有《针灸逢源》太乙针法配方，陈修园《太乙神针针心法》一文中的太乙神针配方等。

本法多用于治疗风寒湿痹、腹痛、泄泻、半身不遂、肩凝症、冻疮、遗尿、脱肛、阴挺、痛经等症。

〈典型病案——太乙神针灸治膝痛〉

一日，在福建的永春接待了一名膝痛患者。此人姓刘，女性，年近8旬，体态肥胖。自述：过去曾在部队的食堂工作，主要是做豆腐，身体一直很好。谁知，退休后病全找上门来了。不仅有了糖尿病、冠心病，最近这几年走路也成问题了，而且膝关节肿胀。不但不能走远路，并且上下楼梯腿都发软，一到了阴天下雨更是隐隐作痛，时不时的膝关节里还发出"咔咔"的响声，让人感到有点怕。我也曾多次到医院里去看过，说是"关节炎"，消炎药也吃了不少，疼的厉害时还打过"封闭"，膝盖上三天两头贴膏药；这不，肿倒是消了不少，但其他的还是照旧。

检查：双下肢膝关节无红肿，伸屈活动受限，在左腿髌骨上缘上方有压痛点，脉沉细，舌淡苔腻，此症应为痹证。建议其做艾灸治疗。并告之，其病皆由过去感受寒湿之邪引起，而祛除寒湿，选用艾灸最好，因艾可"除寒湿"。其一听马上说："对，我这病是由寒湿而起，过去我在部队食堂做豆腐，起早贪黑，哪天都离不开水"。对于艾灸，其早已熟知。但我这次治疗给她使用的是"太乙神针灸"，其却闻所未闻。

我为其施灸所使用的"太乙神针灸"是简易的，"太乙神针"是使用传统艾灸产品"念盈药条"，"念盈"是为纪念针灸大师承淡安之父。其药条内含有肉桂、干姜、丁香、木香、独活、细辛、白芷、雄黄、苍术、没药、乳香、川椒等有效成分。选取的穴位则是鹤顶、内外膝眼等穴（图37）。施术时先取"伤湿止痛膏"两贴，

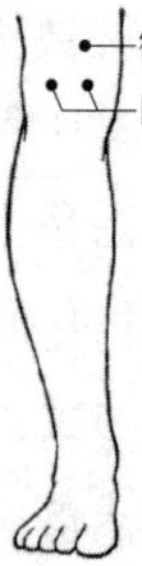

鹤顶
内外膝眼

图37 鹤顶 内外膝眼

重叠后，对折，再折成8层，放置在穴位上；另将点燃的太乙神针实按灸各穴，每穴各灸8次，顿时患者感到有温热进入膝内，甚是舒适。如此每日施灸1次，连续治疗7次。患者已感到双膝比过去能吃住劲了，两腿也更有力了，症状明显改善。

按 本患者所患之症为痹证。痹证是指当人体感受风寒湿等邪气之后，经络闭阻，气血运行不畅，而出现肌肉、筋骨、关节疼痛、麻木或屈伸不利，甚至关节变形等。其致病原因多为感受风寒湿之邪，邪侵肌肉筋骨；或正气不足，外邪乘虚而入，"至虚之处便是留邪之处"。《素问·痹论》曰："风寒湿三气杂至合而为痹也"。清·林珮琴在《类证治裁》中亦曰："诸痹，良由阳气先虚，腠理不密，风寒湿乘虚内袭，正气为邪所阻，不能宣行，因而留滞，气血凝滞，久而成痹"。

患者由于多年从事磨豆腐工作，长年和水打交道，又由于劳作辛苦，起早贪黑，卫外不固，风、寒、湿邪乘机而入，客踞经隧，壅滞经脉，阻遏气血运行，令病邪伏内，乃为痹因；随着年龄增大，体制虚弱，气血不足，更使关节失养，而为痹证。

治疗则应行气活血，疏通经络。为此选取的俞穴鹤顶、内外膝眼，鹤顶、内外膝眼皆为经外奇穴，可以疏通局部气血，活络止痛。而在施术中所用"念盈"艾条内含有祛除风湿，通经活络，止痛之中药，故增强了疗效，使膝关节的功能活动有所恢复，但如要彻底治愈，则应继续治疗，以缓图竟功。

② 雷火神针灸

是太乙神针灸的前身，其制作与适应证与太乙神针相同，但药物配方则不同。

雷火神针的药物配方除《本草纲目》有载外，《针灸大成》《种福堂公选良方》《理瀹骈文》皆载有不同配方。

三 温灸器灸

温灸器灸是将艾绒或艾条放入专门的施灸工具中点燃而治疗疾病的一种方法。此法最早见于《肘后备急方》云："若身有掣痛，不仁，不随处着，取干艾叶一斛许，丸之，内瓦甑下。塞余孔，唯留一目。以痛处着甑目，下烧艾以熏之，一时间愈矣"。明·龚廷贤在《万病回春》中云："在脊骨傍两穴。每一次，用铜钱三文压在穴上，用艾炷安孔中，各灸7壮"。清·李守先在《针灸易学》中载有制泥钱为灸器的方法；叶圭亦提出用"面碗"作为灸器的施灸方法；清代医家雷少逸则在其所著《灸法秘传》中更绘有"灸盏图"，并云："今用银盏隔姜灸法，万无一失。……四周银片稍厚，底宜薄，须穿数孔，下用四足，计高一分许。将盏足钉在生姜片上，姜上亦穿数孔，与盏孔相通，俾药气可以透入经络脏腑也"。这些都是我国最早发明的艾灸器具。

（一）温灸盒灸

是采用木盒，内有铁制纱网，可在上放置艾条，用以施灸的一种方法。其是从《肘后备急方》中的瓦甋演变而来。

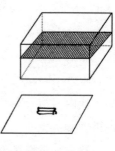

图38 温灸盒

制作方法：取厚约0.5cm的薄木板或三夹板，按以下规格做大、中、小三种无底木盒：大号长20cm，宽14cm，高8cm；中号长15cm，宽10cm，高8cm；小号长11cm，宽0.9cm，高8cm。并在木盒内安置铁纱将其分为两个空间，一般铁纱距下边3～4cm；同时再按以上规格另制一活动木盖（图38）。

用温灸盒施灸，需将温灸盒放在应施灸部位或穴位上，另取长约2cm的艾条2段，点燃后放在木盒内的铁纱上，并将木盖盖上，但必须保留一条缝隙，等艾条燃完即可，一般20～30分钟。

在施灸过程中还需注意，如温度过高，受术者难以忍受时，施术者可将木盖打开或取下，稍过片刻后再盖上；如需更换或添加艾条，应须防止艾灰或艾火落下，以免烫伤受术者；在施灸神阙穴时，火力不可过大，以免烫伤感染。

此法多用于治疗腰痛、痛经、胃痛、腹泻、阳痿、冻疮、颈椎病、盆腔炎、不孕症等。

〈典型病案——温灸治早泄〉

老五，男性，今年32岁，在某饭店做司机。其家庭殷实，但却到了三十岁才在单位找到了心仪的女孩，成家立业。本希望甜蜜幸福的生活从此开始，可噩耗却也接踵而来。就在两人不约而同地渴望投入爱河，尽享鱼水之欢之时。可万万没想到，两人只是身体刚刚接触到，老五就提前早泄了。这让原本充满梦幻一般美满的性生活的二人出现了不和谐的阴影。望着身体敦厚、结实的老五，其妻满脸失望，老五也羞愧满面，低头不语。好在其妻善解人意，反倒安慰了老五几句，也就相安无事了。熟料第二天两人再次欢爱之时，老五又一次早泄了，成为名副其实的"一分钟"了。

面对接二连三的失败，其妻有点崩溃了，老五也深感自己像处在水深火热之中，无地自容。就这样，在屡战屡败的状况下，老五的无性婚姻坚持了半年就因疾而终。由于老五讳疾忌医，怕别人知道了自己的隐私，面子上不光彩，一直忍隐不治。最后，还是在密友的劝说下，来找我治疗。

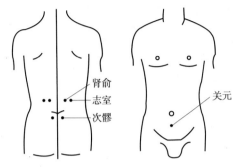

图39 施艾灸 拯救"一分钟"

根据老五的状况，又详细地询问其病因，原来老五已有十几年的自慰史。观其舌，舌红少苔；诊其脉，脉弦沉细，其证应为肾虚火旺。治疗则为其选择艾灸的方法，施温灸盒灸。选取的腧穴为关元、肾俞、志室、次髎（图39）。每穴施灸30～40分钟，隔日治疗1次。为了加强治疗效果，还为其开了中药，金锁固精汤和桂枝加龙骨牡蛎汤加减口服，以求内外兼治能有事半功倍之效。

为了增强老五的自信心，还将所取各穴的作用，对其作了一一介绍。关元为任脉俞穴，可补虚强壮，其又与足三阴经相交，"足太阴之筋……聚于阴器""足厥阴之筋……结于阴器""足阳明之筋……聚于阴器"，故其有利于抑制精泻；肾俞为肾之背俞穴，肾主藏精；志室为膀胱经俞穴，可藏精固精；次髎为膀胱经俞穴，可补肾降火；诸穴共同作用，则定可获满意疗效。老五听后，紧锁的眉头也略有了舒展。同时嘱咐其治疗期间禁房事，杜绝手淫，不可看一些黄色影视品，应清心寡欲，其一一应承。经过一个多月的治疗，老五仿佛感到有了底气，半年后其又再婚了。

按 早泄，是指男性阴茎进入女性阴道1分钟内（有说是2分钟内），或在阴道内抽动不足15次就射精；亦有认为是阴茎未进入阴道即射精。西医认为其病因是阴茎对性刺激过度敏感，以致对射精无法控制造成。中医学认为其病因多为禀赋不强，肾气亏虚，或房事过度，令肾关不固，《医学纲目》曰："肾气衰，则一身之精气无所管摄，故妄行而出不摄"；亦或心火下扰，心肾不交，精关不摄；又或饮食不节，湿热下注，以致封藏失固。老五由于长时间有手淫的毛病，"精出非法""精血内耗，虚火自炎"，以致早泄；更由于其职业为司机，长期坐着工作，"劳则气耗"，精神疲惫，而出现气虚精关失固，以致其成为"一分钟先生"。而艾灸，通过经穴的共同作用，通经脉，行气血，补肾气，固精关，令早泄一症愈。

对于阳痿，用中医治疗有其独到之处。尤其是用艾灸治疗，不仅方法简单，无副作用，而且患者还可以在家足不出户，自我医治。这样既能治好"隐私"，又让一些爱面子之人避免了尴尬。

（二）熏脐瓷灸

熏脐瓷灸是在西晋医学家葛洪之妻鲍姑发明的瓦甑灸的基础上演变而来。鲍姑发明的瓦甑是古代最早的艾灸专用工具，曾被广泛流传使用。

熏脐灸在古代多被用作养生保健，如"太乙真人薰脐法""彭祖小续命蒸脐法""温脐种子法"以及《针灸大成》的"蒸脐治病法"、《医学入门》的"炼脐法"等。而熏脐瓷灸除被用作养生保健外，还多用于疾病的治疗。而熏脐瓷灸最重要的则是瓷灸罐，其是用瓷土烧制而成。外形似钟，可稳妥地于脐部或身体的其他穴位，更不需施术者手持操作。罐内为空腔，靠下方2cm处有一横隔，上面有数个洞孔，壮如莲蓬，在上可放置点燃的艾条，下方可流通空气，保证艾条的充分燃烧，又无掉灰之虞；罐之下口呈喇叭状，可使其安稳，无倒置烫人之虞（图40）。

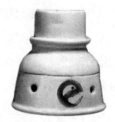

图40 熏脐瓷灸罐

瓷灸罐高11cm，上口直径5.5cm，下口直径11cm，在横隔下的周边有四个圆洞，分属东、南、西、北，代表木、金、火、水，中间艾火补脾土，寓有五行相生相克之意。其上方之口，主要用于流通空气和取放艾条之用。

其操作方法为：先根据患者的病症选择对症中药，并打成药粉；让患者采取仰卧位，术者先将其肚脐用酒精棉球消毒，再将配制好的中药粉放入肚脐（神阙穴）内，并在药粉中滴入数滴渗透剂；亦或先将药粉与渗透剂混合调制成糊状，再施放在肚脐内；另将艾条点燃后放入熏脐瓷灸罐内，并将罐放在患者的肚脐（神阙）上施灸；当艾条燃尽后（20～30分钟），取下熏脐瓷灸罐，并用脐布将药粉封在肚脐内，保留6～8小时。

需要注意的是，初次熏脐者及皮肤娇嫩者，熏脐时间不可过长，一般不超过30分钟；如患者肚脐外凸，则可用面粉和成面团后，围肚脐一圈做成堤状，再放入药粉施灸；在施术中，除肚脐可施灸外，还可根据需求选取1～2个其他穴位配合使用，如中脘、下脘、关元、气海、命门、大椎等穴位，但一般一次施灸不超过3个穴位；在治疗不同病症时，可选用不同组方的中药；整个施灸过程一般不超过60分钟，但对一些慢性疾病患者可适当延长施术时间。

其治疗范围：面色萎黄、面色苍白、皮肤粗糙、更年期综合征、痛经、月经不调、不孕症、闭经、崩漏、阳痿、前列腺炎、颈椎病、冻疮、便秘、神经性皮炎、荨麻疹、黄褐斑、痤疮、腹痛、腹泻、癃闭等病症。

〈典型病案——熏脐治闭经〉

五月的一天，满脸愁容的阿霞前来求治。阿霞，女性，今年42岁，在广州铁路局当列车员。其自述：自己这两年感到压力大，烦心事太多。自己的工作虽然又忙又累，但习惯了，也不算什么。主要问题在老公这里，其自认能力大能赚钱，把好端端的饭碗砸了。辞了公务员的工作，下了海。开始和别人在南海开了皮鞋厂，但很快就关了门，卖了机器；去年听说印刷厂好做，就把家里住房做抵押，贷了款，买了机器，开了彩印厂。开始生意还可以，但这半年来连工人的工资都开不出来，您说我有多急。这不，我已闭经三个月了，前两个月靠吃西药，勉强来了月经，但这个月吃了却不管用。只好请您帮我调理。

听了阿霞的叙述，知道了病因，又为其诊了脉、看了舌苔。其脉弦细，舌质红苔薄白。遂诊断其是气滞血瘀而导致的闭经。治疗，我则建议其做熏脐灸。一听不吃药，用艾灸治疗，阿霞很高兴，但一听只灸肚脐，这么简单能有效吗？望着阿霞疑惑的神情，我决定让事实回答她。

首先我为其开出的处方是：桃红四物加味。我将该处方药粉内加入适量的渗透剂，调制成糊状药泥，放入肚脐内（图41），在上放置了熏脐瓷灸罐和点燃的艾条。由于阿霞病程较长，我便延长了艾灸时间，灸了足足40分钟，灸后即封脐。并告之，要每天灸1次，直至经至；同时嘱其要调节情志，可适当喝一些玫瑰花代茶饮。

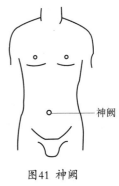

图41 神阙

艾灸一连进行了3天，奇迹果然出现了。第4天的早晨阿霞给我打来电话，说："昨日下午，月经已来了"。

按 闭经是当前女性常见疾病。是指女性超过十八岁仍未来潮，或月经已来但又连续中断三个月以上者。前者称为原发性闭经，后者称为继发性闭经。中医则称之为"经闭""女子不月""月事不来"。中医学认为，其病因多和情志有关，心情抑郁、忧思恼怒，而使肝气郁结，气结血瘀；或劳逸失当，劳倦过度以使脾胃受损，营血不足；亦或房事不节，损精耗血，冲任亏乏而成闭经。尤其是当前，许多年轻人好高骛远，所愿不得而精神抑郁；工作加班加点，夜生活过多，过着"夜猫子"的生活而体力难支；喝冷饮、冰啤、吃烧烤，"水火两重天"，着装暴露，不分寒暑而让一些年轻女性造成"宫寒"；而多次的堕胎、人流更会对子宫造成严重伤害，损伤了子宫及其经络。凡此种种，都是造成闭经的元凶。此正如《本草衍义》所讲："夫人之生以气血为本，人之病未有不先伤气血者……思虑过当，多致劳损……女则月经先闭"。

阿霞本已工作辛苦，又兼压力过大，以致肝气郁结，而阻滞经络，令气血难行而经闭。《万氏女科》曰："……忧愁思虑，恼怒怨恨，气郁血滞而经不行"。治疗则选桃红四物加味，可活血化瘀，通经活络，给药肚脐，可迅速吸收其有效成份，直达病所；而肚脐（神阙穴）内联脏腑，可调和阴阳，其又为任脉俞穴，任脉与子宫相连，故其可理气血，调冲任而通经。

（三）核桃皮眼镜灸

本法是在清代顾世澄《疡医大全》中用核桃皮灸治外科疮疡的基础上发展而成。中国中医科学院的李志明、叶成鹄、韩碧英等教授皆擅用此法，并进行了多年的实践，取得了令人瞩目的成绩。

核桃皮眼镜灸的工具制作十分简单：先取1枚核桃，将其从中线劈开，去内仁，取外壳留用；另配制药液，取菊花10g，枸杞子10g，石斛10g，薄荷10g，用纱布包好，放入广口瓶内，并注入开水250ml，再将核桃外壳放入药液内浸泡30分钟备用；并制作眼镜架：可用18号铁丝弯制成一副眼镜架，外用医用胶布缠紧，镜框的外方，即镜腿和镜框接合处，分别从两条向内各做一个铁丝弯钩，长2～3cm，离镜框1.5～2cm，以备插艾条（图42）。

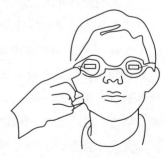

图42 核桃皮眼镜灸

其操作方法如下：取核桃壳，将其放在铁丝制成的镜框内，令其凹面向眼；再取3cm长的一段艾条插在镜框外的铁丝上（如双眼患病，则两侧皆插艾条）；点燃艾条，让患者闭目，燃完一段艾条后，可再换一段，一般每次施灸1~3壮。

在施术过程中应注意：点燃艾条时，必须从插入的外侧点燃，以防燃烧中途脱落；在施灸过程中，受术者必须采取坐位，并应在眼镜下方持一防火物品以接烟灰，防止艾火脱下烧着衣物；核桃皮壳不可用干燥的，必须经过药液浸泡，如无药液亦可用茶水或纯净水代替；在治疗期间，受术者还应禁食辛辣食物。

此灸法在临床，多用于治疗：视神经萎缩、白内障、青光眼、近视、斜视、急慢性结膜炎、黑眼圈、眼袋、麦粒肿等。

〈典型病案——眼镜灸可治近视〉

阿梅是我的学生，其有一女，今年10岁。在一日的闲谈中，阿梅谈到，其女的眼睛患有近视，左眼0.8，右眼0.5，虽已配上眼镜，但怕将来会度数加深，影响孩子前途，想要赶快治疗。其话锋一转，又谈到最近有俄罗斯的医生到广州某医院，通过手术专门治疗近视，听说疗效不错。有心想带女儿去，但又不知有无后遗症，心里还是有点惴惴不安。听到这里，我马上问："为什么不用艾灸治疗？""用艾灸怎么治呢？"听了她的提问，我马上取出用铁丝制作的铁眼镜，告诉她可以用核桃皮眼镜灸来为其女儿治近视。其看后又惊又喜，我又一一告知其使用方法，同时告知其女儿放假时可用此法治疗。

学生放暑假时，阿梅带来了女儿。此时其女没带眼镜，经询问后得知，其女平日不喜戴眼镜，只有上课时才戴。其女自述：最近一段时间感觉视力似乎又有所下降，看远处东西好像更模糊了，只有眯起眼来看东西，才能更清楚些。观之：舌淡，苔薄白；诊之：脉弦细。辨证：气血不调，目失所养。治疗：通调经脉，滋养目窍。遂即为其施核桃皮眼镜灸，一连施灸了2壮。灸后其立刻感觉眼睛明亮，看东西清楚多了。目睹了这一切，阿梅感到十分高兴，连连说："太神奇了，看来还是自然疗法好"。接着，阿梅说想用此法自己在家为女儿治疗，我欣然答应。

转眼暑假结束了，核桃皮眼镜灸治疗近视的效果如何呢？阿梅告诉我检查结果：左眼视力提高至1.2，右眼视力提高至1.0。

按 近视，是指视远物不清，视近物清晰的眼科疾病。西医称之为"近视眼"，中医则称之为"能近怯远症"。其临床多表现为：视近物正常，视远物则模糊不清，常有眯眼视物的习惯；可伴有眼干涩、酸胀。中医认为其病因：多为先天禀赋不足，或后天用眼不当，包括坐姿不正、在强光或暗处读书，或距离书太近等以使眼周局部气虚血乏，经络不畅，目失所养所致。《此事难知》曰："不能远视，则其无火……"治疗则应调补气血，通络明目。而核桃皮眼镜灸之核桃有益肾明目之作用；而浸泡核桃壳之药液可祛风、养阴、明目；艾灸则可令眼周之腧穴通络活血，以上共同作用，则可调节眼部经气，增视明目。

（四）苇管器灸

就是用芦苇的茎制作灸器，插入耳孔内施灸的一种方法。此法最早见于唐代孙思邈的《千金翼方》："卒中风歪斜，以苇管筒长五寸，以一头刺耳孔中，四畔以面密塞，勿令泄气，一头内大豆一颗，并燃烧之令燃灸七壮"。明·杨继洲的《针灸大成》、清·廖润鸿的《针灸集成》内亦均有记载。

苇管器的制作方法目前有两种，一种为一节苇管器，其制作方法为：取直径为0.4～0.6cm、长5～6cm的一段苇茎，将其一端制作成鸭嘴形，另一端用胶布密封，以利插入耳内施灸（图43）。另一种为两节形苇管器，其制作方法为：取一节4cm长的苇管，直径为0.8～1cm，其一端制成鸭嘴形，可施放艾绒；另取一段3cm苇管，直径为0.5～0.6cm，将此苇管插入到前取的较粗苇管，并将该苇管（较细者）的另一端用胶布密封，以备灸用（图44）。

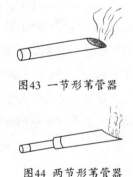

图43 一节形苇管器

图44 两节形苇管器

施灸方法：取苇管器，将用胶布封闭的一端插入受术者的耳道；另取半个花生米大细艾绒放于苇管鸭嘴处，再用线香点燃艾绒，灸完1壮再换1壮，一般连灸3～10壮，10次为1个疗程。

需要注意的是，在施灸时鸭嘴处艾绒施放要适量，不可过多或过少；对于病情较严重患者，可每日上、下午各灸1次；须注意防火，以免烧毁衣物或烫伤皮肤。

本法多被用于治疗：面瘫、耳聋、耳鸣、眩晕、中耳炎、三叉神经痛、胞轮振跳、胞虚如球等症。

四 其他艾条灸

此法包括温针灸和吹灸。

（一）温针灸

又被称之为针上加灸、针柄灸、传热灸、烧针尾等。是将毫针刺入穴位后，留针时，在针柄上插入一段艾条，或在针柄上先套上姜、蒜等物，再插上艾条而施灸的一种方法。此法既保留了针的效力，又增加艾条燃烧之热作用到皮肤，可以起到事半功倍之效。最早，此法可见于张仲景的《伤寒论》，明·高武的《针灸聚英》亦有记载，其曰："王节斋日，近有为温针者，乃楚人之法。其法针于穴，以香白芷作圆饼，套针上，以艾蒸温之，多以取效"（图45）。

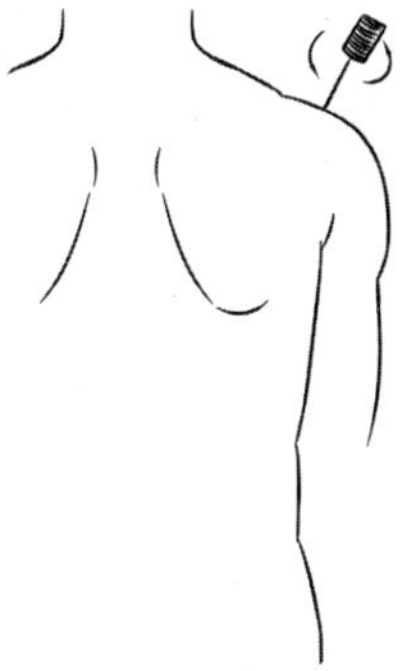

图45 温针灸

其操作方法为：取毫针，将其刺入穴位，并使之得气，留针；另取约2cm长1段艾条，插入针柄上端，使艾条距离皮肤2~3cm，从艾条靠近皮肤的一端点燃即可。在施灸过程中，如受术者由于火力大而感到灼痛时，可用纸片将皮肤与艾火隔住；如术者选择隔物灸，可将姜或蒜切成0.3~0.4cm厚片，再在上做一半径切口，从切口处将针套入切片，盖在穴位上即可。

需要注意的是，当受术者采用卧位，艾条将燃尽时，会偶有余火落下，可由术者在该穴附近垫一厚纸板或阻燃物品，以防不测；还应注意的是，点燃艾条时不可从其远端（上方）点燃，这样传热较慢。

此法在临床上多用于治疗：风寒湿痹、腰痛、闭经、肩周炎、阳痿、面瘫、上胞下垂、冻疮以及保健等。

〈**典型病案——烧针尾可治肩周炎**〉

随着空调的广泛使用，空调病也伴之而生。而人到中年以后易罹患的肩周炎患者也日益增多，并且大有低龄的趋势。在深圳某私企工作的工程师杨工就是这队伍中的一个新人。杨工今年33岁，女性，平日工作在空调房里，晚上回到家里自然也不能忍受天气闷热所带来的煎熬，通宵开着空调，自己则躲在被窝里"猫冬"。

但其睡觉还有一不良习惯，就是经常上举双臂，双肩自然就暴露在外成为冷气攻击的目标。

在一个星期前的早晨，杨工突然发现自己的右肩十分疼痛，连梳头、穿衣都受限，给工作和学习也带来了困难，疼痛让她难以忍受，特别是吹了冷气或阴雨天更加严重，甚至酸楚难忍，吓的在家说什么都不开空调了，那么在单位怎么办？她就准备了坎肩在单位穿用。为了治疗，她也曾拔过火罐，贴过伤湿镇痛膏，但效果却差强人意。为了能彻底根治，她最后选择了用艾灸治疗的方法。检查：右肩部无红肿，右上肢上举、摸头、摸脊等活动受限，在肩峰、肩前、肩后等处有明显压痛；诊断：肩周炎。

治疗，我们采用烧针尾的方法。取穴：肩三针（肩髃、肩前、肩后）（图46）。在治疗时，先用1.5寸毫针刺入选取的以上三穴，令之得气；再截取1.5寸艾段3条，分别插到3支毫针的针尾，点燃；当燃尽后，再点燃一段，每穴需燃两段艾条。经过3次治疗之后，她的肩部疼痛有了减轻，但是上举、外展、摸

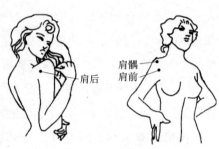

图46 肩髃 肩前 肩后

脊等活动仍然不能。但是既然治疗有效，则效不更方，继续施"烧针尾"。此法一共治疗了三周之后，其肩部就已经活动自如，疼痛亦早已消失的无影无踪了。"烧针尾"又让她的工作和生活变得"无障碍"。

按 肩周炎是肩关节周围的软组织退行性、炎症性病变，是由于自身免疫反应，导致血液对滑膜过敏，出现"黏液性挛缩引起的疾病"。其特点是肩关节活动受限，夜晚疼痛加重，影响日常生活和工作，以50岁左右的人见多，女性多于男性。

中医则称其为"肩痹""漏肩风""肩凝症""冰冻肩"，俗称"五十肩"。其病因多为正气亏损，风寒湿邪乘虚而入，阻滞经络，气血流通不畅，此正如《灵枢·五变》篇说："粗理而内不坚者，善病痹"。亦或积劳受损，气血不和，筋脉失养，气血凝滞，脉络不通，不通则痛。治疗则应温经散寒，疏通经络，调理气血，除痹止痛。取穴"肩三针"可疏通局部经气，起到通则不痛的治疗效果。此亦如元代王国瑞在《玉龙歌》中所写："肩端红肿痛难当，寒湿相争气血狂，若向肩髃明补泻，勤加艾条自安康"。

（二）吹灸

其为将艾条点燃，令受术者患侧朝下，艾条在病灶下燃烧，则艾烟及艾的热力作用于患处，而达到治疗作用的一种方法。此法一般多用于治疗耳部疾患。

其操作方法如下：先取硬纸制作一纸状喇叭，上小下大，上方仅可放外耳道；受术者低头，患侧朝下，将纸喇叭放在患耳下方；另将艾条点燃，伸入到纸喇叭下方口内，贴近患耳，让烟和热吹入耳内；每次施灸20～30分钟。

在操作时应注意，制作的纸喇叭不可太大，应"瘦"身，这样烟和热才可保障吹入耳内；此法亦可让患者在家自行操作。

本法在临床中，多被用来治疗：中耳炎、疮疡肿毒、流注、臁疮、冻疮、顽癣等症。

〈典型病案——吹灸治愈中耳炎〉

松子，男，35岁，职业画家，是我在昆明结识的朋友。最近这五六年来，其总感到不顺。先是五年前被医院查出其患有鼻咽癌，做了放化疗，认为没什么大事了；但接下来就感到体力大不如前，浑身无力，全身像散了架似的，时不时的还会有头晕目眩、口苦咽干，耳鸣更是时隐时现，似家常便饭。更让其意想不到的是，其已治愈多年的中耳炎又犯了。不仅耳道内一阵一阵地疼痛，而且还有液体流出，有些异味，并且更要命的是，似乎听力也受到了影响。自己也曾到医院去看过，大夫给开了一些抗生素，但总感觉作用不是太大。

由于我和松子相识多年，其看过我用艾灸疗法治过许多病，便想亲自尝试一下。询问我"艾灸能否治疗中耳炎?"我做了肯定的回答。松子这才坦然说出自己的烦心事，希望能为其治疗。我如实告之，用艾灸治疗中耳炎，不但方法简单、无痛苦，而且疗效好，很快就能见效。松子一听，马上追问："大约需多长时间"？我告之，一般10天左右。其听后既感到不可思议，又有些半信半疑。

治疗中耳炎，我先用消毒过的干棉球将其外耳道的脓液蘸除，再用3%的双氧水进行清洗，并用消毒干棉球擦拭干净。这时我让其侧头，让患耳朝下，将事先制作好的用硬纸卷成上口小、下口大的圆喇叭状的小口端插入外耳道，将艾条点燃放入喇叭的下口内，用力吹艾条，以让艾烟和热量进入耳内，这时松子感到耳内暖融融，十分惬意，治疗大约持续了15分钟。

我告诉松子，回去后可让其女朋友，按我的方法，每天治疗1次，如果"吹"艾条时气力不够，也可用扇子轻轻扇动，以增烟、火之力，但绝不可大力，以免烟灰进入耳内。临别时，松子向我提出一个问题："这艾烟进入耳内究竟起什么作用？"我告之："中耳炎的病因，西医认为是链球菌引起的；而上海第二医学院附属第三人民医院经过实验发现艾烟可以有效和速效地杀灭链球菌、葡萄球菌及各种杆菌，在治疗中耳炎中起主要作用"。松子听后晃然大悟，说："原来中医里有这么大学问呀"。

半个多月后，松子给我打来电话告之：在吹灸了十几次后中耳炎就好了，最近因工作太忙，抽空才打来电话。从松子说话的话音听来，其的精神面貌已发生了变化。

按 中耳炎是西医病名，是中耳黏膜的化脓性疾病，有急性化脓性中耳炎和慢性中耳炎之分。当急性发作经久不愈，或反复发作，就会成为慢性中耳炎。中医则称其为"耵耳"或"脓耳"。其临床多表现为：耳内有胀痛、跳痛，甚至牵连到半侧头痛，耳道内有脓液流出；可伴有耳鸣和听力减退。《锦囊秘录》曰："聤耳之名，更有五般，常出黄脓者，谓之聤耳"。中医认为，其病因多由七情不调，肝胆火旺，肝郁化火，湿热内蕴；或脾肾两虚，肾虚火旺，脾虚血虚，耳失濡养所致。《医学津梁》曰："脓耳有急慢之分，急性者耳流脓秽，多为风热湿邪外侵，肝胆之火炽盛"。《医海酌蠡》亦曰："经年累月，耳部流脓，时流时止，此属脾肾虚弱，气血不足之症"。

松子由于患有鼻咽癌，经放化疗治疗，而放化疗类似中医的"火邪"与"药毒"，除对人体内癌细胞有杀伤外，对人体正气亦有损伤。而人体的五官七窍是相通的，故热毒之邪亦会伤害耳窍，而诱发中耳炎。

吹灸中的艾烟有杀灭溶血性链球菌的作用，而艾火则可疏通耳窍之经络，行气活血，排浊消瘀，养润耳窍的作用，故可在短时间内迅速取效。

五　非艾灸疗法

是指用艾绒以外的其他材料来施灸的方法。

（一）灯火灸

是指用灯心草蘸植物油（麻油、苏子油、菜油、茶油），点燃后快速点按在穴位上进行焠烫，以治疗疾病的一种方法。是非艾灸疗法的一种，又被称为灯心草灸、爆灯火、油捻灸、十三元霄火、打灯火等名，在民间广为流传，尤其是江浙一带（图47）。

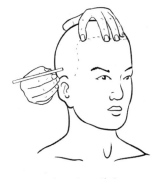

图47 灯心草灸

此法最早见于明·李时珍《本草纲目》："灯火，主治小儿惊风、昏迷、抽搐、窜视诸病，又治头风胀痛。审视头额太阳络脉盛处，以灯心蘸麻油点灯焠之良。外痔肿痛者，亦焠之"。清·陈复正的《幼幼集成》更认为本疗法是"幼科第一捷法"，其"能疏风散表，行气利痰，解郁开胸，醒后定搐"。

操作方法如下：首先根据病症选择施灸穴位，可用有色水笔在穴上作一记号，或用指甲切一痕印；取灯心草4～6cm长，将其一头浸入植物油中（约浸入1cm），取出后用软棉纸吸去其上的浮油；术者以右手拇、食指捏住灯心草上段约1/3处并点燃；当火焰燃大时，术者将火垂直接触穴位，然后快速离开，此时会有"啪"的爆焠声。一般每穴每次施灸1壮。

在施灸过程中，需注意：灯心草蘸过油后，应用棉纸吸去浮油，以防滴在皮肤或衣物上；在有毛发部位施灸，应剪去该处毛发；如在施灸过程中，无"啪"的响声，可重灸；施灸后应保持局部的清洁卫生，以防感染。

此法多用于治疗：腮腺炎、扁桃体炎、蛇串疮、疖肿、乳痈、呃逆、牙痛、感冒、麦粒肿、小儿惊厥、小儿消化不良等病症。

（二）线香灸

是将线香点燃后，直接点按在穴位上进行焠烫，从而治疗疾病的一种方法。此法亦是非艾灸法的一种灸法（图48）。

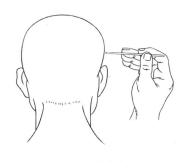

图48 线香灸

其操作方法为：先用75%的酒精将穴位消毒，术者将线香的一头点燃，采用雀啄形式接近穴位，当患者感到灼热时，即将线香离开，如此反复3～5分钟即可；也可将线香之火直接点按在穴位上进行焠烫，每穴2～3次。

需要注意的是：线香不可选择太粗者，否则火力太猛，易灼伤皮肤；如皮肤灼伤起泡，可用消毒过的针刺破，放出水液，再涂紫药水。

其在临床多用于治疗：哮喘、毛囊炎、寻常疣、鸡眼等症。

(三) 香烟灸

是用香烟代替艾条而施灸的一种治疗方法。此法多用在一时找不到艾条的情况下，用以替代艾条而施灸。

操作如下：取香烟3~5根，组成一束，点燃；术者持香烟束在施灸部位或穴位上采用温和灸、雀啄灸、熨灸等；一般应灸至皮肤潮红为度。

在临床上，此法多用于治疗风寒湿痹所引起的各种病症：如痛经、冻疮、肩周炎、脉管炎、落枕等。

〈典型病案——香烟灸治胃痛〉

一次在去云南讲课的火车上，晚上十点多钟，广播里传出"有人得了急病"寻求医生的广播，此时我刚躺下，马上起身赶去查看，原来是一位二十来岁的女孩，只见她面色苍白，脸上有冷汗渗出，双手捂着肚子，呻吟之声不止。在询问中才得之，

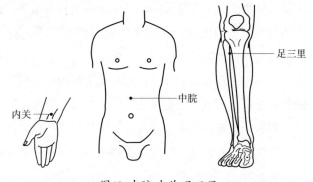

图49 中脘 内关 足三里

其在上车前曾喝过一瓶冰冻饮料，现在腹痛难忍。经查后我认为其为"胃脘痛"，是寒邪引起，应温中散寒，理气止痛。寒者热之，采用灸法是最好的治疗方法。但是苦于手中既无针灸的针又无艾条，更无中成药。无奈之中，让列车员找来香烟，我就点燃五支香烟扎成一束，采用香烟灸，为其灸中脘、足三里、内关等穴（图49）。约施灸了一个小时，其手足渐温，面色转好，腹痛渐止，列车员在旁边也长长出了一口气。

按 胃脘痛是中医病名，西医则称其为胃肠痉挛，是胃肠平滑肌强烈收缩而引起的剧烈胃痛、腹痛。《素问·举痛论》说："寒气客于胃肠之间，膜原之下，血不得散，小络引急，故痛"。其多由饮食积滞，寒积胃肠引起。故治疗应消食导滞，通调腑气；或温中散寒，理气镇痛。本例患者应属于后者。由此可见灸法之方便。此病例如能用艾草灸之，则取效会更快，疗效会更好。

（四）火柴头灸

是将火柴点燃后，迅速按在穴位上进行焠烫的一种治疗方法。

其操作方法如下：术者将火柴点燃，迅速将火柴按在穴位上或病变部位即可。施灸后如有水泡出现，则疗效好；如水泡破裂，可涂紫药水。

此法在临床多用于治疗流行性腮腺炎等。

〈**典型病案——火柴灸治腮腺炎**〉

在某年的元旦过后，我应邀到郑州去宣讲"艾灸健康养生法"。散会后，有两位女子找到我。其中一年龄稍大一点的对我说，他们俩是同事，又是小姐妹。这小妹姓王，今年21岁，安徽人，出来打工不到一年。在此期间结识一男友，但不知何故，一个月前俩人分道扬镳。小王对感情很投入，故此心情郁闷，为了消愁，经常吃烧烤及麻辣烫，不知怎么回事，前两天觉得左侧下半边脸有些肿，吃饭、说话都有些困难，嘴张不开。也曾吃过消炎药，好像管点用，但似乎作用不是太大。正好，请您帮忙看一看。

检查：此患者左耳下腮部肿胀、不红，边缘不清，按之有压痛，张口不利，舌红，苔薄黄，脉滑数，诊断其为腮腺炎。遂告之，此病有传染性，如治疗不及时，发展下去，严重时可对卵巢造成伤害，甚至会对生育会产生影响。

治疗此症，我采取的是"火柴头灸"，先将位于其左侧耳尖对处角孙穴（图50）旁边的部分头发剪掉，使穴位暴露，再擦燃火柴，晃动几下，对准穴位，点按其上，随即有"啪"的一声响，可见在角孙穴上留有白色的印痕。遂即嘱咐其明日再来治疗，第二天其口已能张开，肿也消了许多，又为其再施灸1次火柴头灸后，其病则愈。病就这么简单治好了，让这对小姐妹百思不得其解，也让这对外行深感中医的博大精深。

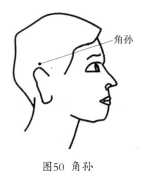

图50 角孙

按 腮腺炎，是西医病名。其是由腮腺炎病毒引起的以腮腺肿痛为主要症状的呼吸道传染病。中医则称其为"发颐""大头瘟""蛤蟆瘟""痄腮""含腮疮"等名。中医学认为，其病因：多为感受温毒之气或风热之邪，壅积少阳、阳明两经，阻滞经气；或饮食不节、肝胆火郁，循经上扰，气血结聚少阳而令腮部肿大、疼痛。《医门法律》曰："腮肿亦名痄腮，因风热或膏粱厚味而作"。《诸病源候论》亦曰："风热毒气客于咽喉，颌颊之间，与气血相搏，结聚肿痛"。

此女子由于感情挫折，肝郁化火，肝胆相表里；又饮食不节，令湿热内蕴，湿热毒邪阻滞经脉，使气血不利而瘀滞，少阳而生腮肿、疼痛。如治疗不及时，邪毒可传厥阴，循肝经而下，肝经之脉绕阴器，则可引起卵巢炎而对生殖系统造成影响。

治疗所选取的穴位为角孙穴，该穴为手少阳三焦经俞穴，又为手、足少阳，手阳明之交会穴，故其可清泻胆经和阳明经所蕴结之热毒之邪，使其发散透发，消肿散结。

可采用火柴头灸，操作简单，安全有效，值得在广大群众中推广。

六 天灸

是选用对皮肤有刺激性的天然药物，涂敷在穴位或局部，使其自然发泡，而达到治疗目的的一种灸法，近代又称之为药物发泡法。天灸之名最早可见于《荆楚岁月记》及《针灸资生经》。《针灸资生经》曰："乡居人用旱莲草椎碎，置在手掌上一夫，当两筋中，以古文钱压之，系之以故帛，未久即起小泡，谓之天灸，尚能疟"。天灸疗法既可通过药物对穴位的刺激，发挥经络的作用；又可通过药物在特定部位的吸收，发挥药物自身的药效而起到事半功倍之作用。

常用的天灸有蒜泥灸、生姜灸、葱白灸、斑蝥灸、辣椒灸、威灵仙灸等。

（一）三伏灸

就是指在一年中最热的三天（头伏、中伏、末伏的第1天），用辛辣药物贴敷在人的特定穴位，使人的阳气充沛而起到治疗作用的灸法。一般1个疗程3次，至少需连续做3个疗程（3年），才可达治疗目的（图51）。

此法在广东尤其盛行，在入伏的第1天，广州就会出现

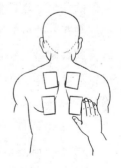

图51 三伏灸

万人赶"天灸墟",据统计：每年"三伏天"天灸的人次达20万~30万，且还有日益增加之趋势。根据中医《内经》的说法，天人是合一的。自然界在三伏天时天气最炎热，阳气也最旺盛。"天人相应"，这时人体的阳气也在三伏天达到最高。三伏天时人体"气易行，血易泻"，皮肤腠理开泄，机体代谢旺盛，因此古人在三伏天贴药，药性最容易由皮肤渗入穴位经络，通过经络气血直达病处，对相应的脏腑起到扶正祛邪的作用。现代医学研究证明：天灸可以调理机体脏腑经络来提高免疫力，而起到防病治病的作用。实际上人们之所以对"三伏灸"如此追捧，是因为"天灸疗法"已入选《广州市第三批市级非物质文化遗产名录》，已入"非遗"，难怪受到"老广"们的"拥趸"；另一方面主要是和它的疗效密不可分，如天灸治疗支气管哮喘等呼吸系统疾病的有效率已从几年前的92%，上升至94%，而且还有逐年上升的趋势。

操作方法：取中药麻黄、白芥子、甘遂、细辛适量，共打成粉，用生姜汁调制成膏状，备用；取适量药膏贴敷在选取的穴位，外用胶布固定，贴敷选择的最佳时间，一般以上午11点为最好；留贴，在贴敷当天不可洗冷水澡，宜用温水洗浴，否则会赶跑"阳气"。一般成人留贴时间为30~60分钟为宜，小儿则酌减。

需要注意的是，留贴时间应以患者的皮肤所能感受和耐受的灼热感为度，避免灼伤皮肤；天灸期间饮食应以清淡、易消化为宜，多吃新鲜蔬菜和水果，如香蕉等，少吃油腻和辛辣食物，以防损伤正气而影响疗效。还要注意忌食"发物"，如鸡、鸭、鹅、牛肉、虾、蟹、海产品、花生、韭菜、芋头等。

一般来讲，天灸适合各种体质的人群，对体质偏虚、阳虚以及风寒湿型的痛症患者疗效更佳。

不适宜天灸的人群为：①孕妇；②月经期女性；③发热患者；④2岁以下婴儿皮肤娇嫩，易灼伤，应慎用；⑤强过敏体质者。

另需要注意的是，在留贴过程中，如感到灼痛，可随时揭除。如局部出现水泡属正常现象，无需惊慌，轻者可自涂万花油，如水泡破溃可自行涂布紫药水，结痂后待自然去痂，注意预防感染；局部反应严重者，可到医院处理。

"三伏灸"在临床多用于治疗：①呼吸系统疾病，如过敏性鼻炎、慢性咳喘、慢性咽炎、虚人感冒等；②对痛症疗效甚佳，如颈肩腰腿痛、膝骨性关节炎、网球肘、痛经、强直性脊柱炎、全身肌肉疼痛等；③消化系统疾病，如各种慢性胃炎、慢性肠炎、溃疡病、慢性腹泻、消化不良等疾病；④还可用于治疗失眠、慢性盆腔炎、夜尿症、遗尿等症。

"三伏灸"不能替代常规治疗。据有关部门研究发现：日常灸的疗效与三伏灸无显著性差异。笔者在日常灸中，用灸法也曾治愈过多例喘症患者，无需专赶"三伏天"。

〈**典型病案——不在三伏可治喘**〉

俗话说："内科不治喘，外科不治癣。"可见哮喘是此较难治的。但是，中医的三伏灸却对哮喘等慢性疑难症有事半功倍之效。据广州中医药大学第一附属医院针灸科庄兴礼教授介绍，他们曾对1990～2002年运用天灸疗法治疗的19917例支气管哮喘患者的临床疗效进行系统研究，结果显示总有效率为94.56%。每年的三伏天，在许多中医院都可看到等待贴"三伏灸"的"长龙"，不分男女老幼，人们在传承中感受着中医的魅力。然而治疗哮喘也决非"自古华山一条路"，平日施用灸法治疗同样有效。本人在2008年10月曾用隔姜灸治疗过哮喘患者，而且效果很好。此患者为女性，62岁，原籍黑龙江佳木斯，现到广州看望其子。据其子介绍，其已有10余年的哮喘史，多冬季犯病。原想，到广州天气暖和，对她的病可能好一些，前两天天气闷热，吃完饭后洗了个澡，由于屋里开了空调，可能受凉而引发。现在：胸部憋闷，气短，咳嗽，有痰，呼吸抬肩张口，晚上平卧尤甚，根本没法睡觉；平日经常反复发作，每当感冒后发作频繁，说话断续，有气无力，十分痛苦。此证为外邪袭肺，宣肃失司。其病机则为标实本虚，根据"急则治其标"的原则，我即为其宣肺散寒，化痰平喘。艾灸大椎、定喘、风门、肺俞、膻中，施隔姜灸，同时用艾条温和灸鱼际。当施灸完毕时，其呼吸平稳，哮喘已停，我又将艾灸方法，艾炷的制作，姜片切好后需用牙签穿孔等知识一一告诉其家属，一再叮嘱其每日灸一次，如犯病严重时，也可以上下午各灸一次，最少坚持一个月。同时告诫其为了配合治疗，应注意保暖，戒除烟酒，不吃肥甘油腻食物和鱼腥发物，其子点头应允。

按 当前，空气污染日益严重，雾霾天和沙尘天日渐增多，这些都会增加哮喘患者的数量。据中国工程院院士钟南山介绍：中国哮喘的发病人数与20年前相比上升了35%，从过去的1500万人增加到现在的2500万人，而完全能控制的只占3%。哮喘的治疗比较棘手，而且时发时止，缠绵不已，很难除根。在中医里哮和喘是两种不同的病症。"哮"为喉中痰鸣有声，"喘"为气短不足以息。正如《医学正传》所说："哮以声响名，喘以气息言"。一般在临床上，这二者多同时出现，所以一般常常哮喘并称。中医认为其病因多由痰饮伏肺而引发。正如《内经》所说："诸气膹郁，皆属于肺；诸痿喘呕，皆属于上。"《太阴阳明论》篇说："犯贼风虚邪者，阳受之；……阳受之则入六腑……入六腑则身热，不时卧，上为喘乎。"《玉机真脏论》亦说："夫不得卧，卧则喘者，是水气之客也。"故哮喘证以肺为主，与痰有关。诱因则多因寒冷和季节骤变，不能适应，以致外因触引内伏之痰湿。治疗则要宣肺、肃肺，化痰才可平喘。故选取了大椎、定喘、风门、肺俞、膻中以及鱼际（图52）等穴。其中大椎可祛寒散邪，调和营卫；定喘为止哮平喘之有效经验穴；风门可散一切风邪；肺俞能宣能散，主一身之气，可宣达肃降，降逆止喘；膻中为气会之穴，可宽胸理气，舒展气机；鱼际为肺之郄穴，主急性发作性疾病；而用隔姜灸，取姜之散寒作用；同时让其较长时间施灸，以缓图竟功。

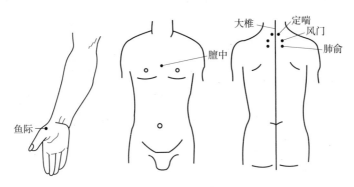

图52 大椎 定喘 风门 肺俞 膻中 鱼际

第二年的三月，其子找我来看牙痛，说起其母的哮喘时兴奋地说："您教的这个方法真好，我们给她一直艾灸了三个月，不单哮喘没犯，连感冒都没得"。

三伏灸又被称为天灸，是用白芥子、甘遂、细辛、肉桂、南星等药制成膏药，在三伏天的头伏、中伏、末伏的第一天，贴敷在肺俞、膏肓俞、膻中、脾俞、肾俞等穴位，用以治疗哮喘、过敏性鼻炎等呼吸系统疾病，以及胃炎、肠炎、痹症等，疗效显著。

（二）蒜泥灸

是将大蒜（最好用紫皮蒜）捣成泥状，放敷在被灸穴位或部位上，通过刺激局部而达到治疗目的的一种灸法。

其操作方法如下：取紫皮大蒜或独头蒜适量，剥去外皮，捣烂成泥；取蒜泥3～5g贴敷在穴位或患处，在上复上胶布，留贴1～3个小时后去掉。

需注意的是，不可留贴时间太久，以被灸部位或穴位处发痒、变红或起泡为度；皮肤过敏者应慎用此法。

此法多用于治疗：衄血、牙痛、咽喉肿痛、白癜风、顽癣、瘰疬、痈疽、神经性皮炎等症。

〈典型病案——蒜泥灸穴可止血〉

小李，是我广州多年的老朋友。春节过后，我在北京突然收到了小李打来的电话。小李在电话里告之，其妻子的姥姥已近80岁，但前几天突然病了，大便带血。当地医院看不了，小李马上由佛山开车送到广州某部队医院。大夫看过片子后告之，患者患有肝肿瘤，肿瘤已经由肝内长出肝外，并且已经破裂，不好医治，劝其回佛山老家保守治疗，顶多也就维持一两个月。在开车回佛山的途中，小李突然想到我有一好友是肿瘤专家，就让我帮忙联系一下，请其帮助治疗。但是，不凑巧的是我的这位好友节后已出国，一年后才能回来。小李听完后，半晌说不出话来。缓过神来后，又对我说能不能想想办法，用什么药先把老人家的血止住。听小李这么一说，我连忙说，你放心，这个忙我可以帮到你。小李一听，精神大振，马上催促我说出方法。我告之，方法十分简单，但效果却千真万确，这就是穴位贴敷法。对于穴位贴敷法这个词，小李显得十分生疏。我告诉他，回去后可取大蒜，将其捣烂，贴敷在两脚的脚底涌泉穴（图53），涌泉穴就在脚掌的上三分之一处，如将脚趾内屈，可在前脚掌出现一个人字窝，此处即是。敷上蒜后需用塑料薄膜盖上，再用纱布固定，约两个小时左右取下。因大蒜有刺激性，需贴敷前，先用菜油或猪油涂抹在该处，以免起泡。

图53 涌泉

此法如此简单，而且用药也十分普通，大医院都束手无策的肿瘤破裂出血，这个方法行吗？但走投无路的小李只有"死马当活马医"。回佛山老家的第一件事，就是取大蒜，做贴敷。我曾告诉他需贴两个小时，但小李却留贴整整四个小时，这还怕药力不够。效果怎么样呢？奇迹却真的出现了。第二天患者的出血真止住了，小李又请来了当地农村的土郎中开方治疗，一连数月却未再出血。元旦时，小李在和我的通话中，顺便告之，此患者仍在当地农村保守治疗中。

大蒜敷贴涌泉穴用来止血，是千百年来先贤们的宝贵经验。正如《灵枢·终始》篇所讲："病在上者下取之"，而这里的上则是指腰以上部位。而所取的穴位涌泉穴是足少阴肾经之井穴，肾经的循行"上贯肝膈"，故其可疏通肝经并调气，还可引血归经以止血。中国中医科学院研究员田从豁教授在二十世纪八十年代末就曾应邀走出国门用大蒜贴敷涌泉穴，治疗出血不止、生命垂危的法国画家，使其转危为安，一时被西方医学界传为美谈佳话。

（三）葱白灸

是将葱白捣烂成泥，贴敷在穴位或患处，通过刺激局部而达到治疗目的的方法。

其操作方法为：取葱白若干，并将其捣烂成泥，取适量葱泥敷贴在穴位上或患处，再在上方用胶布固定。

临床多用于治疗乳腺炎、疥癣、牛皮癣、小便不通、喉炎等症。

（四）生姜灸

是将生姜捣成泥状，将其贴敷在穴位或病患处，通过刺激局部或穴位，达到治疗目的的方法。

其操作方法为：取新鲜生姜，洗净，剁烂如泥，再取适量生姜泥敷贴在穴位或患处，姜泥上用胶布固定。

临床主要用于治疗冻疮、白癜风、胃痛、呕吐等症。

（五）斑蝥灸

是将斑蝥研成细粉，取适量放到穴位上，以其对皮肤刺激、局部起泡而达到治疗目的的方法。

其操作方法为：取一块胶布，中间剪一黄豆大小孔，贴在施灸部位，再取适量斑蝥粉施放在胶布孔中（即施灸穴位），再在药粉上贴一胶布即可。一般以局部起泡为度。

需要注意的是，药粉不可太多，以免周围正常皮肤受损，如药粉刺激性太强也可用蜂蜜调敷，亦或用醋调；亦可用95%的酒精浸泡10日后，用药水涂擦患处。

本法多用于治疗牛皮癣、神经性皮炎、肩周炎、关节疼痛等症。

（六）辣椒灸

取鲜辣椒捣烂成泥，将适量辣椒泥敷贴在穴位或患处，上用胶布固定；留贴1～2小时，以皮肤发红起疱为度。

需注意：辣椒对皮肤刺激性较大，故不可留贴时间过长；皮肤过敏者及皮肤有溃疡者忌用。

本法多用于治疗风湿性关节炎、跌打损伤、急性结膜炎、角膜炎、癣疥等。

下篇 养生保健灸

时下，养生保健已成为时尚。无论是人们的口中热议，还是出版物的热销，以及新闻媒体的聚焦，无疑都把养生保健放在了首位。人们在享受生活的同时，更关爱自己的健康。如何能延年益寿？如何能把疾病拒之门外？这个问题，早在两千多年前，中医就已给出了答案。这就是中医一贯主张的『不治已病，治未病』，防患于未然。而在众多的中医方法中，艾灸可谓独树一帜，成绩斐然。早在两千多年前，隋·《诸病源候论》就有关于艾灸养生的记述。其曰：『河洛间土地多寒，儿喜病痉，其俗生儿三日，喜逆灸以防之，又灸颊以防噤』。明·《医心方》则将这种无病先施灸称之为『逆灸』，亦即现代的养生保健灸。日本著名针灸家代田文志，在其所著《针灸临床治疗学》一书中说：『灸能预防所有的疾病，又能保持健康，使人长寿』。如在众多的疾病中，中风、半身不遂可以说被人们视之如虎，但就在《神灸经纶》中就刊载了预防中风、半身不遂的九个施灸穴位。这就是先人在冥冥中用保健灸对我们后人的护佑。

健康和长寿是人们梦寐以求的。古代君王也曾派人到海外寻求长生不老之方，不少的帝王也曾服过仙丹妙药，但这些却都是可望而不可及，甚至南辕北辙事与愿违。而人们正是发现了艾灸疗法，才真正找到了健康的守护神。艾灸不但能治病，而且能健身防病，在《针灸大成》一书中就有"若要安，三里常不干"的健身防病名言，多少年来，一直被人们津津乐道。

唐·药王孙思邈在《千金要方》中就有"凡入吴蜀地游宦，体上常须两三处灸，勿令疮暂瘥，则瘴疠温疟毒气不能着人也"的记载，告诉人们，艾灸可以预防传染病，起到防病的作用。宋·针灸名家王执中在其著作《针灸资生经》中介绍了一位名叫柳公度之人，此人擅长养生，虽然已经80多岁了，但身体依然非常健康。其介绍自己的养生经验说："余旧多疾，常苦短气，医者教灸气海，气遂不促，自是每岁一二次灸之，以救气怯故也，凡脏气虚惫，及一切真气不足，皆宜灸之"。南宋·窦材十分重视阳气在人体生命活动中的作用，提出"保扶阳气为本"的论点，提出"保命之法，灼艾第一，丹药第二，附子第三"的主张，因而"于无病时常灸关元、气海、命关、中脘……虽未得长生，亦可保百年寿矣"。在施灸时，还须依据年龄的不同，施灸不同的壮数："人至三十，可三年一灸脐下三百壮，五十可二年一灸脐下三百壮，六十可一年一灸脐下三百壮，令人长生不老"；并介绍了自己施灸的体会，"余年五十，常灸关元五百壮，即服保命延寿丹，渐至身体轻健，羡进饮食。六十三岁时，因忧怒忽见死脉于右手寸部，十九动而一止，乃灸关元、命门各五百壮，五十日后，死脉不复见矣。每年常如此灸，遂得老年康健，乃为歌曰：'一年辛苦惟三百，灸取关元功力多，健体轻身无病患，彭篯寿算更如何'"。元·医家罗天益十分推崇灸法，其从自己多年的临床实践中体会到艾灸可以预防中风，其在《中风灸法》中说："凡治风莫如续命汤之类，然此可扶持疾病，要收全功，必须火艾为良"。又说："如素有风人，必须留意此灸法，可保无虞"。《针灸大成》则认为："便宜急灸足三里、绝骨四处，各三壮……如春交夏时，便宜灸，常令二足有灸疮为妙"。灸法在国外亦是如此，朝鲜的《东医宝鉴》也曾有灸法养生的记载，其曰："本朝韩雍侍郎讨大藤峡，获一贼，年逾百岁而甚壮健。问其由？曰：'少时多病，遇一异人，教令每岁灸脐中，自后健康'"。近代针灸名家承淡安亦深谙艾灸养生保健之法。其记载有：取涌泉穴"每月初一日起灸到初七日止，每日卯时灸到辰时。每逢艾灸时，艾团如小莲子大，如痛则除之。姜片用与不用，随人自便，均至知道则止而已。每逢初一日，每足灸二十六壮，初二日灸七壮，初三至初七日均同初二日之法行之。"如能坚持，于益寿延年必有好处。

在当前，艾灸已经家喻户晓，走进人们的生活。人们不仅用艾灸治病，更用其来保健养生。亚健康是当今大多数人身体所处的状态，不为人所重视，但是稍不注意疾病就会上身。而艾灸则可消除亚健康状态，还你一个健康、生机勃勃的身体状态。近年经过中医界贺普仁大师和周楣声教授、韩碧英主任医师等的大力推广和呼吁，特别是中央电视台"中华医药"栏目等媒体的传播，艾灸越来越深入人心。笔者也用了数年的时间和精力致力于艾灸在我国美容业界和群众中推广，并取得了一些成绩和心得。

在最近几年艾灸疗法的推广中，有一件事会我记忆犹新。一次在广州海珠区的"艾灸技术交流会"上，在讲完课后，我又为一些想尝试艾灸的患者一一介绍他们需施灸的穴位。这时，一位陪同女儿一起来听课的六十多岁的老太太也想试一试，根据她身体虚弱、易感冒的情况，我建议她回去后可艾灸中脘、关元、风门、命门

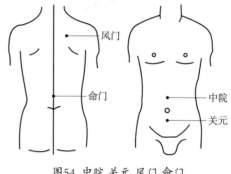

图54 中脘 关元 风门 命门

（图54）等穴。没想到三个月后，我再一次去此地授课，不期又与这一对赶来听课的母女相遇。在询问其艾灸后的反应时，老太太说：自己一个礼拜有时灸2次，有时灸3次，几个月下来感觉很舒服，精神也好多了，但除此之外，没感到什么别的作用。这时，在一旁的女儿接过话说："怎么没作用？你过去每个星期都要感冒，去医院，打吊针，现在你三个月都没去医院了"。老太太听后连忙说："是呀，是呀，还真不感冒了"。活生生的事实，摆在面前，让人们感受到了艾灸的作用和实惠。也让更多的人增加了对艾灸的兴趣。《素问·阴阳应象大论》说："年六十，阴痿，气大衰，九窍不利，下虚上实，涕泣皆出矣。"这就是说，人过六十以后，机体已经走向衰老，人的免疫功能也趋下降。这时则可用艾灸的方法，提高免疫力。在《医学入门》中载有"炼脐法"，并云："凡一

年四季各熏一次，元气坚固，百病不生"。

其实为老太太所选取的穴位，主要用于提高免疫力。其中中脘为胃之募穴，又为六腑之会穴，脾胃又为后天之本。故其可补中益气，调和五脏；关元为足三阴、任脉之会，小肠之募，是男子藏精，女子贮血之处，人之老则精血虚亏，关元温肾兴阳，益气固脱，气壮则人强；风门为膀胱经俞穴，可祛风散寒，宣通肺气，有增强人体卫外功能的作用；命门为呼吸之本，元气之本，有补肾助阳，祛风通络的作用。故采用以上诸穴施灸，用于提高免疫力，收效甚佳。

灸法的保健作用，已被大量的临床观察和实验研究所证明，其具有调整和提高机体的免疫机能，有增强抗病能力的作用。

二、养生保健灸常用腧穴

一般来讲，养生保健灸所选用的腧穴不是很多，但其作用和效果却不可小觑，大有四两拨千金之力。而欲达到养生保健的目的，坚持不懈、持之以恒是关键。

① 神阙

神阙（图55）又名脐中，属于任脉。具有复苏固脱，温补元阳，健运脾胃，延年益寿的功效。一向受古今中外养生家的重视，是养生保健之要穴。

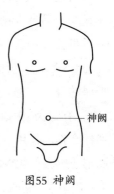

图55 神阙

取穴方法

肚脐窝中点。

艾灸方法

可采用艾条温和灸、温灸盒灸、艾炷隔盐灸、艾炷隔姜灸、熏脐灸、天灸等；但不可施瘢痕灸。

主治病症

1. 艾条温和灸：各种急、慢性病，脑出血及脑血栓昏迷者；但施灸的时间要稍长一些。

2. 艾炷隔姜灸：将鲜姜片上用针刺数孔，盖脐上，放小艾炷或中艾炷施灸，每次3~5壮，隔日1次，每月灸10次，最好晚9点灸之。此法多用于寒性腹痛、呕吐、泄泻、痛经。

3. 艾炷隔盐灸：用小艾炷或中艾炷，多用于寒性腹痛、呕吐、泄泻、大出血或休克、虚脱。另据《类经图翼》记载："若灸至三五百壮，不唯愈疾，亦且延年"。

4. 隔葱白灸：将葱白30g捣烂，敷脐，上置艾炷或艾绒，点燃施灸。可治风寒感冒，寒性腹痛、泄泻、小便不通及感冒发热。

5. 隔蒜灸：将蒜片用针穿刺数孔，施盖脐上，再放上艾炷或艾绒施灸，灸至口中出现蒜味止。可治小儿脐风、疮疡痈疖、无名肿毒。

6. 蒜泥灸：取大蒜瓣3~5枚，捣成糊状，将蒜泥敷脐中2小时，外用脐布或纱布固定。可用于止痢疾腹痛。

7. 五倍子灸：将五倍子粉调成糊状，敷于脐内，每日1次。可用于治疗自汗、盗汗。

8. 蒸脐法：生五灵脂15g、生青盐15g、乳香3g、没药3g、夜明砂6g（微炒）、地鼠粪9g（微炒）、木通9g、干葱头6g、麝香少许，上药共研细末备用。施灸时，取面粉适量，用水调和做成面圈，置脐上，再取药末6g，放在脐内，另用一块槐树皮剪成硬币状，将脐上药末盖好，每岁1壮，灸治1次换1次药末，每月可灸1次。多用于身体虚弱者，可强壮脾胃功能，预防疾病，"诸邪不侵，百病不入，长生耐老"。

《针灸甲乙经》："脐中，神阙穴也，一名气舍，灸三壮，禁不可针刺；针之，令人恶疡遗矢出者，死不治"。

《肘后备急方》："灸脐上十四壮，名太仓，可治卒得霍乱腹痛""以盐纳脐中，灸百壮，治霍乱卒死"。

《千金要方》："治虚寒腹痛，上吐、下泻、以吴茱萸纳脐，帛布封之"。

《太平圣惠方》："治卒中，不知人，四肢厥逆，附子研末置脐上，再灸之，可活人"。

《图考》引载灸神阙的实践："郑纠曰：'有一亲卒中风，医者为灸五百壮而苏，后年逾八十……不惟愈疾，又能延年'"。

② 足三里

足三里（图56）是足阳明胃经之合穴，具有补益脾胃、调和气血、扶正培元、祛邪防病之功效，是古今以来常用的强壮身体、养生保健要穴。此处施灸可预防中风，延年益寿。古人称足三里灸为长寿灸。日本泽田健说："三里养先后天之气，灸三里可使元气不衰，故称长寿之灸。"但小儿灸足三里应慎。

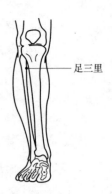

足三里

图56 足三里

取穴方法

以一手的大拇指顺着小腿胫骨前嵴由下向上推至胫骨粗隆下方，再向上侧旁开一横指处即是；亦或犊鼻穴下四横指，胫骨前嵴外缘一横指处即是。

艾灸方法

可采用艾条温和灸、艾炷灸、温针灸、瘢痕灸。

治疗病症

1. 艾条温和灸：多灸至局部皮肤出现红晕，每次灸10~15分钟，隔日1次，每月灸10次。多用于身体虚弱和各种慢性虚弱性病症。如贫血、眩晕、肢软无力、神经衰弱、产后乳少、久泄、久痢、遗尿、脱肛、子宫下垂；预防感冒、疟疾、肠炎。

2. 温针灸：又被称为烧针尾，可治寒湿痹症及便溏、腹胀等虚弱之症。对于病程较长之面瘫、面肌痉挛、眼睑下垂等也常用之。

3. 瘢痕灸：可调节机体免疫能力，对防病保健、强壮身体、延缓衰老、益寿延年大有裨益。此法尤适用慢性疾病。施术时，可每3年1次，每次各灸3~5壮，艾炷如麦芒、黄豆或半个枣核大。

4. 艾炷长寿灸：有延年益寿作用，此法尤适用于老年人。取艾炷如麦粒大小，每日1壮，递加至7日7壮，停止。15日再开始灸7壮，每日递减1壮，至21日1壮，乃止，每月如此灸之。

医论摘要

《灵枢·五邪》："补三里以温胃中……若俱不足，则有寒有热，皆调于三里。"

《中藏经》："三里主五劳羸瘦，七伤虚乏。"

《医说》："若要安，三里莫要干。"

《针灸资生经》："但未中风时，二月前或三、四月前，不时胫上发

叩门艾灸——从这里认识艾灸

酸、麻、重，良久方解，此将中风之候也。宜急灸足三里、绝骨四穴。"

日本《江间式身心锻炼法》："无病长灸法，每月必有十日灸其三里穴，寿至二百余岁。"

《针灸真髓》："三里养先天、后天之气，灸三里可使元气不衰，故称长寿之灸。"

《通玄指要赋》："三里却五劳之赢瘦。"

许明农《足三里健康灸介绍》："我族世居嘉兴新塍，每代都有年龄较高的人……我的祖父和叔父都常用灸足三里法，并辅以气功疗法，才使得他如此长寿，我父亲也持久实行灸足三里，现在已经87岁，他有时还能跑30多里路，精神很是健旺。"

③ 气海

气海（图57）又名丹田、下肓，属于任脉，位于脐下。《铜人腧穴针灸图经》载："气海者，是男子生气之海也"。又《针灸资生经》也说："……以为元气之海，则气海者，盖人元气所生也"。气海是养生保健的要穴，常灸此穴有培补元气，益肾固精之作用。但孕妇禁止灸此穴。

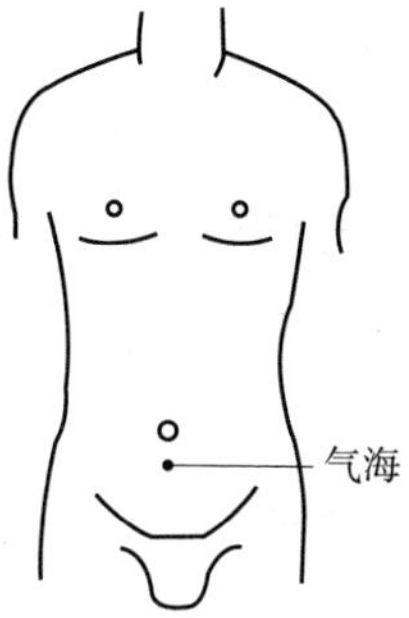

图57 气海

取穴方法

肚脐下1.5寸，亦即在肚脐和关元之间。

艾灸方法

艾条温和灸、艾条雀啄灸、艾炷非化脓灸、艾炷隔姜灸、瘢痕灸、温灸盒灸、艾炷隔附子灸等。

主治病症

1. 艾条温和灸或艾条雀啄灸：慢性疾病多用之。如肠炎、慢性腹膜炎、肾脏疾病、神经衰弱、精神病、忧郁症等。

2. 艾炷隔姜灸：遗尿、子宫疾病、不育症、奔豚、阳痿、夜尿、腰痛等。

3. 艾炷隔附子灸：附子切片，浸水后，中间穿数针孔，置气海上，放小艾炷或中艾炷，每次灸3~5壮，隔日1次，每月10次。多用于四肢厥冷、阴症伤寒、卵缩、下元不足、真气不足、阳脱虚冷、下焦虚冷等。

4. 温灸盒灸：低血压、子宫下垂、脱肛、崩漏、带下、疝气、月经不调、闭经、产后恶漏不止、胞衣不下以及水肿鼓胀、大便不通等。

《铜人腧穴针灸图经》："气海者……生气之海也。治脏气虚惫,真气不足,一切气疾久不瘥,悉皆灸之"。

《针灸资生经》："……予旧多病,常苦气短,医者教灸气海,气遂不促,自是每岁须一、二次灸之"。

《旧唐书》介绍柳公度,年八十余,身体健康,善养生。其曰:"余旧多疾,常苦短气,医者教灸气海,气遂不促,自是每岁一二次灸之,以救气怯故也。凡脏气虚惫,及一切真气不足,久疾不瘥,皆宜灸之"。

④ 关元

关元(图58),又被称为下纪、次门、丹田。其为任脉之穴,是任脉同肝、脾、肾足三阴经之交会穴,又是小肠募穴。其穴在脐下胞宫之上,是男子藏经,女子藏血之处。有温肾固精、补气回阳、通调冲任、理气和血之功效。是古今养生保健、强壮体质的重要穴位。此穴孕妇不宜使用。

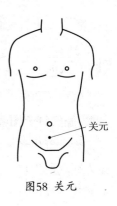

图58 关元

取穴方法

小腹正中,脐下3寸取穴;亦即脐下四横指处。

艾灸方法

可采用艾条温和灸、艾条实按灸、艾炷隔姜灸、艾炷隔附子灸、温灸盒灸等。

主治病症

1. 艾条温和灸:大病虚脱、腹胀、腹痛、腹鸣、腹泻、带下症、月经不调、经闭、痛经、子宫下垂、崩漏、外阴瘙痒、眩晕、恶露不止、排卵障碍。

2. 艾炷隔姜灸:小便频数、淋沥不断、遗尿、小便失禁、痛经、产后腹痛、不孕症、奔豚、身凉足冷、疔疮恶毒、瘰疬、腰腿骨关节疼痛。

3. 温灸盒灸:遗精、阳痿、早泄、男性不育、糖尿病。

医论摘要

《扁鹊心书》:"于无病时常灸关元、气海、命关、中脘……虽未得长生,亦可保百年寿矣""人至三十,可三年一灸脐下三百壮,五十可二年一灸脐下三百壮,六十可一年一灸脐下三百壮,令人长生不老""余年五十，常灸关元五百壮，即服保命延寿丹，渐至身体轻健，羡进饮食。六十三岁时，因忧怒忽见死脉于右手寸部，十九动而一止，乃灸关元、命门各五百壮，五十日后，死脉不复见矣。每年常如此灸，遂得老年康健"。

《难经六十六难》集注云："丹田者，人之根元也，精神之所藏，五气之根元，太子之府也。男子藏精，女子主月水，以生养子息，合和阴阳之门户也"。

《类经图翼》："关元主诸虚百损"。

《医学入门》："关元主诸虚损"。

5 中脘

中脘（图59），又被称为上纪、太仓、中管。其为任脉俞穴，为胃之募穴，八会穴之腑会穴，是手太阳、少阳、足阳明、任脉之会穴。具有健脾和胃，补益气血，通调胃肠，畅达六腑作用。可防治各种胃肠病，促新陈代谢旺盛，强壮后天之本，提高机体的免疫防卫机能和抗病能力。

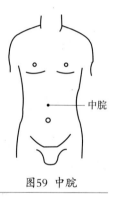

图59 中脘

取穴方法

腹部正中线上，脐上四寸；亦即胸歧骨（胸骨体、剑突联合处）至脐中心1/2处取穴。

艾灸方法

可采用艾条温和灸、艾炷非化脓灸、艾炷隔姜灸、艾炷瘢痕灸、温灸盒灸等。

主治病症

1. 艾条温和灸：胃肠疾病，腹胀不通、消化不良、急慢性胃炎、胁下坚痛、呕逆、胃痛、胃下垂、胃溃疡、腹泻、便秘、肠梗阻、食欲不振、妊娠呕吐、脱肛、子宫下垂。

2. 艾炷隔姜灸：胃肠受寒引起的胃痛、腹痛、肠鸣、泄泻、冻疮、四肢怕冷、水肿、痢疾、心痛身寒。

3. 温灸盒灸：心慌、失眠、多梦、目涩、视物昏花、咳喘、遗尿、遗精、早泄、阳痿、腰膝酸软、惊悸、怔忡、便血、子宫后倾。

4. 艾炷瘢痕灸：哮喘等。

《扁鹊心书》:"人至晚年阳气衰,故手足不暖下元虚惫,动作艰难……人于无病时常灸关元、气海、命门、中脘……虽未得长生,亦可保百余年寿矣。"

《肘后歌》:"伤寒腹痛虫寻食,吐蛔乌梅可难攻,十日九日必定死,中脘回还胃气通。"

《医学入门》:"中脘主伤者及内伤脾胃……能引胃中生气上行。"

《针灸甲乙经》:"溢饮胁下坚痛,中脘主之。"

《腧穴学》:"疳积,便血,哮喘,头痛,失眠,惊悸,怔忡。"

《治疗治》:"妊娠呕吐。"

《千金要方》:"呕逆,吐血,少食多饱多唾,百病。"

《穴性赋》:"解郁升清降浊用中脘。"

⑥ 大椎

大椎(图60)又名百劳,为手足三阳经与督脉之会穴,有总督一身之阳气的作用,又被称为阳脉之海。有振奋阳气,强壮保健的功效,是重要的养生保健穴位。可防治各种虚损、提高免疫力,清肠宁神、增强智力,调节大脑功能。现代研究发现,大椎具有消炎、退热、解痉、消除黄疸、预防流脑、流感、增加白细胞的作用。

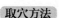

图60 大椎

取穴方法

低头、在第七颈椎下的凹窝中。当低头时,颈后与肩平处,出现一个高突,即第七颈椎,其下即大椎穴。有的人出现2个高突,下面最大的、会活动的是第七颈椎。

艾灸方法

艾条温和灸、艾炷非脓灸、瘢痕灸、艾炷隔姜灸。

主治病症

1. 艾条温和灸:感冒、发烧、咳嗽、气喘、肺气肿、癫痫、高血压。

2. 艾炷隔姜灸:颈椎病、气注背膊拘急、颈项强不得回顾、手臂麻木、落枕、双手冰冷、动脉硬化。

3. 艾炷非化脓灸:衄血、呕吐、身热目眩、黄疸、荨麻疹、小儿急慢惊风、五劳虚损、七伤乏力。

医论
摘要

《针灸大成》："大椎穴主背臂拘急，不能回顾。"

《图翼》："能泻胸中之热及诸热气，若灸寒热之法，先大椎次长强，以年为壮数""治衄血不止，灸二三十壮，断根不发。"

《针灸大成》："主肺胀胁满，呕吐上气，五劳七伤，乏力，温疟痎疟，气注背膊拘急，颈项强不得回顾，风劳食气，骨热，前板齿燥。"

《千金翼》："诸烦热，时气温病。"

《千金方》："凡灸疟必先问其病之所发病，先灸之。从头项发者，于未发前予灸大椎尖儿，渐灸过时止。"

⑦ 身柱

身柱（图61）穴属于督脉。其名为身柱，蕴含有全身支柱之意。有理气通阳，祛风退热，清心宁志，降逆止咳的功效，能治疗小儿科的多种疾病。同时其具有健脑益智，提高机体抗病能力。经常施灸，可保证健康，预防疾病；同时可健全小儿神经系统，促进大脑发育，增强智力，是小儿保健要穴。《腧穴命名汇解》说："身柱，支持为柱，穴在肺俞当中，适当两肩胛的中央，为肩胛荷重的撑重，因名身柱"。

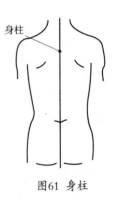

图61 身柱

取穴方法

其在第三胸椎棘突下。取穴时，低头，在大椎下三个骨节凹陷中即是。

艾灸方法

艾条温和灸、艾条雀啄灸、艾炷非化脓灸、艾炷隔姜灸、灯火灸、温灸盒灸。

主治
病症

1. 艾条温和灸：疲劳综合征、神经衰弱、失眠症、头痛、癫痫、精神病、脑出血、瘾症、舞蹈症、小儿麻痹、厌食症。

2. 艾炷隔姜灸：感冒、贫血、遗尿、消化不良、咳嗽、哮喘、腹泻、小儿夜啼、支气管炎、百日咳以及后背怕冷。

3. 艾炷非化脓灸：预防和治疗感冒、肺炎、胸膜炎、疔疮、痤疮、小儿惊风、腰脊痛。

《养生一言》："小儿每日灸身柱，可保无病。"

《日用灸法》："身柱穴在第三椎下，专治癫狂、劳瘵、小儿惊痫、疳气，习俗称为身柱灸，小儿必灸者也。出生七十五日以后灸之，如若疳疮满身，或患惊悸，虽七十五日之内亦可灸之。"

《针灸大成》："主腰脊痛、癫痫狂走、瘈疭，怒欲杀人，身热，妄言见鬼，小儿惊痫。"

《玉龙歌》："忽然咳嗽腰背痛，身柱由来灸便轻。"

《备急千金要方》："治卒中恶，若不能语，灸第三椎下百壮。"

8 命门

命门（图62）为督脉俞穴，又被称为属累、竹杖、精宫。《腧穴命名汇解》说："命门，穴当两肾之中间，是人生命重要门故，故名命门"。其有护肾气，保肾精，强健腰膝，改善或增强性机能，延缓衰老的作用，是养生保健的重要穴位。

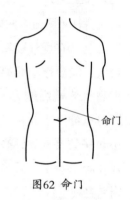

图62 命门

取穴方法

其位于腰部第二腰椎棘突下，与肚脐相对。

艾灸方法

艾条温和灸、艾炷非化脓灸、艾炷隔姜灸、艾炷隔附子灸、温灸盒灸。

主治病症

1. 艾条温和灸：头晕目眩、耳鸣、近视、惊恐、小儿惊风、头痛、身热汗不出。

2. 艾炷隔姜灸：腰酸背痛、遗尿、尿频、遗精、阳痿、早泄、精子成活率低或精子发育不良、痛经、性冷淡。

3. 艾炷非化脓灸：赤白带下、习惯性流产、前列腺炎、挛疝、泄泻、癫痫、五劳七伤、肾炎、脊髓炎、痔疮。

4. 艾炷隔附子灸：五更泻、五劳七伤、背部怕冷、手足冷痹。

医论摘要

《会元针灸学》："命门者，生命所系初生之门也，男子丹田属精气之海，两肾之间属命门；女子丹田为命门，两肾之间为精血之海，是一而二，二而一，皆主要指部位，皆可曰命门"。

《铜人腧穴针灸图经》："治头痛不可忍，身热如火，汗不出，瘛疭里急，腰腹相引痛。"

《针灸大成》："主头痛如破，身热如火，汗不出，寒热痎疟，腰脊相引痛，骨蒸五藏热，小儿发痫，张口摇头，身反折角弓。"

《扁鹊心书》："……六十三岁时，因忧怒忽见死脉于右手寸部，十九动而一止，乃灸关元、命门各五百壮，五十五日后，死脉不复见矣。每年常如此灸，遂得老年健康。"

《千金要方》："五脏热及身体热，脉弦急着。"

《明堂》："头痛如破，身热如火，汗不出，瘛疭里急，腰腹相引痛。"

《图翼》："耳鸣，手足冷痹，挛疝，惊恐，头眩。"

⑨ 风门

风门（图63），又被称为热府。据《谈谈穴位的命名》："风门，是太阳主一身之表，为风邪入侵之藩篱，故曰风门"。其能泻诸阳经热气，并泻胸中之热，所以不论内伤外感，一切风症皆主之，它有祛风散寒，宣通肺气的作用，可用于防治风寒性伤风感冒，有佳效。

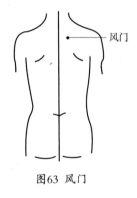

图63 风门

取穴方法

第二胸椎棘突下，旁开1.5寸取穴；亦即肩背正中最高椎骨大椎下两个椎骨旁开1.5寸，左右各一穴。

艾灸方法

艾条温和灸、艾炷隔姜灸、艾炷隔蒜灸、艾条雀啄灸。

主治病症

1. 艾条温和灸：中风、高血压、肺炎、肺门淋巴结核、哮喘、支气管炎、胸膜炎、百日咳、风眩头痛、胸背痛、颈部痉挛、肩背软组织损伤。

2. 艾炷隔蒜灸：预防疔疮疖肿、痈疽搭背、鼻炎、鼻衄、鼻窦炎、咽喉炎、扁桃体炎。

3. 艾炷隔姜灸：预防流感、过敏性鼻炎、慢性鼻炎、胸背痛喘、呕逆上气、咳嗽、目瞑、发烧；预防感冒：当觉背部发冷，有异时便急灸之，往往立愈。

《针灸学简编》："本穴又名热府，古代医家认为此穴是风寒湿热等致病因素入侵体内之门户，故名风门或热府。"

《类经图翼》："能泻一身热气，常常灸之，永无痈疽疮疥等患。"

《医宗金鉴》："风门主治易感风，风寒痰嗽吐血红，兼治一切鼻中病，艾火多加嗅自通。"

《玉龙歌》："腠理不密咳嗽频，鼻流清涕气昏沉，须知喷嚏风门穴，咳嗽宜加艾火深。"

《本经》："伤风咳嗽，头痛鼻流清涕，可灸十四壮。治头痛风弦，鼻衄不止。"

《和汉三才图会》："善能泻火，常灸之可永不痈疽、疮疥之患。"

《针灸大成》："主发背痈疽，身热上气喘气，咳逆胸背痛，风劳呕吐，多嚏、鼻鼽出清涕，伤寒头项强，目瞑，胸中热，卧不安。"

《医心方》："主治头痛、风眩、鼻不通，有时喷嚏，鼻涕自流。"

⑩ 膏肓俞

膏肓俞（图64）是古代常用的养生保健穴之一。《腧穴命名汇解》说："膏肓俞，考膏生于脾，肓根于肾，二者皆发于四椎之旁，穴当其处，故名膏肓俞"。其穴艾灸可令人阳气宣通，预防肺结核、感冒，主赢瘦虚损，是令人阳气康盛，增强体质的重要穴位。

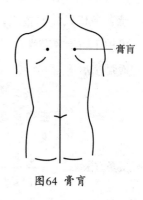

膏肓

图64 膏肓

取穴方法

两手臂抱肩头，在第四胸椎棘突下，再旁开3寸处取穴。

艾灸方法

艾条温和灸、艾条雀啄灸、艾炷隔姜灸、艾炷瘢痕灸。

主治病症

1. 艾条温和灸：失眠、健忘、身体虚弱、肺结核、头晕目眩、食欲不佳、恶心呕吐、感冒、咳嗽、哮喘。

2. 艾炷隔姜灸：失眠、盗汗、自汗、遗精、多梦、体乏无力、遗尿、停痰宿疾。

3. 艾炷瘢痕灸：赢瘦虚损、噎膈翻胃、脾胃虚弱、痈疽发背。

《千金要方》："此灸法讫后，令人阳气康盛。"

《灵光赋》："膏肓岂止治百病。"

《铜人腧穴针灸图经》："主无所不疗，羸瘦虚损，梦中遗精，上气咳逆，发狂健忘。"

《针灸大成》："主无所不疗，羸瘦虚损，传尸骨蒸，梦中遗精，上气咳逆，发狂，健忘，痨病。"

《神灸经论》："自汗。"

《医学入门》："虚损劳瘵，只宜早灸膏肓穴……"

《明堂灸经》："灸讫后令人阳气康强。"

⑪ 肾俞

肾俞（图65）又名高盖。其为足太阳膀胱经俞穴，是肾之背俞穴。《医经理解》说："俞者，言其气之所输也"；《孔穴名命的浅说》也说："肾俞，有主肾病之义"。肾为先天之本，肾阳是整个机体生命活动的动力，故张景岳说："五脏之阳气，非此不能发……"由此可知，人之所以易病和衰老，主要是由于肾阳衰微的结果。自古以来，人们就把肾俞看作是抗衰防老、益寿延年的重要穴位。此外，其还具有补养肾气、滋阴壮阳、调理月经、聪耳明目的作用。

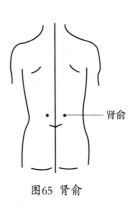

图65 肾俞

取穴方法

艾条温和灸、艾炷非化脓灸、艾炷隔姜灸、温针灸、温灸盒灸。

主治
病症

1. 艾条温和灸：头晕耳鸣、急慢性肾炎、肾绞痛、肾下垂、前列腺炎、遗精、遗尿、膀胱炎、膀胱麻痹、早泄。

2. 艾炷隔姜灸：腰痛、腰肌劳损、坐骨神经痛、哮喘、慢性腹泻、腰冷、四肢厥逆、失眠、多梦、足寒如冰、阳痿、精子成活率低。

3. 温灸盒灸：不孕症、痛经、盆腔炎、带下症、身体虚弱、面色苍白、糖尿病、性冷淡、毛发干枯、皮肤粗糙、月经不调、身肿。

医论
摘要

《扁鹊心书》："肾俞二穴，凡一切大病，于此灸二百壮。盖肾为一身之根蒂，先天下真源，本牢则不死。"

《备急千金要方》："黄疸""丈夫梦失精，及男子小便浊难""消渴小便数""治肾寒方，灸肾俞百壮""治诸风灸肾俞二处各七壮""丈夫梦失精及男子小便浊难，灸肾俞百壮""消渴小便数，灸肾俞二处三十壮。"

《千金翼方》："主脏之热，色欲过度，虚肿，耳痛耳鸣。"

《类经图翼》："主脏之热。色欲过度，虚肿，耳痛耳鸣。"

《医宗金鉴》："兼灸吐血。"

《玉龙歌》："肾弱腰痛不可当，施为行止甚非常，若如肾俞二穴处，艾火多加体自康""肾败腰虚小便频，夜间起止苦牢神。命门若得金针助，肾俞艾灸起沉疴。"

⑫ 涌泉

涌泉（图66），又名地冲、地衢、蹶心。是足少阴肾经的起始穴，亦为井穴。《穴名释义》说："涌泉者，足心也，即穴居足心凹陷之处。本穴为足少阴肾经之井穴。肾属水，喻穴为泉水初出之处，犹如泉之涌出于下，故名涌泉"。《穴名选择》亦说："涌泉，涌是水腾溢的现象，泉为水自地出。本穴为足少阴脉气所出之井穴，位在足掌心陷者中。足底位在人体最低处，低者为地，脉气从足底发出，有如地出涌泉之状，故以为名"。

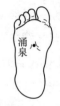

图66 涌泉

涌泉能滋补肾之精气，增强脏腑的功能活动，强身抗衰老；升清降浊，聪耳明目，增强记忆，益寿延年，是常用的养生保健穴。此外，还具有开窍醒神，复苏升压的急救作用。

取穴方法

位于足底（不连脚趾）正中线前1/3与后2/3的交点。亦可仰面躺着取穴：将五个足趾屈曲，在足掌心前面正中可出现一个凹窝，即为本穴。

艾灸方法

艾条温和灸、艾炷隔姜灸、艾炷非化脓灸、天灸。

主治病症

1. 艾条温和灸：高血压、头晕、耳鸣、目眩、失眠、多梦、恶心、呕吐、记忆力减退、肾炎、尿毒症、便秘、癃闭、荨麻疹、脚气。

2. 艾炷隔姜灸：哮喘、心慌胆怯、腹泻、喉痹、女子不孕、崩漏、遗精、早泄、癫痫、黄疸、手足寒凉、月经不调。

叩门艾灸——从这里认识艾灸

3. 艾炷非化脓灸：糖尿病、小儿脐风、惊厥、口噤不开、疝气、足底痛。

4. 蒜泥灸：咳嗽、呕吐、泄泻、鼻衄。

5. 仙传寿灸法：取涌泉穴，"每月初一日起灸到初七日止，每日卯时灸到辰时。每逢艾灸时，艾团如小莲子大，如痛则除之。姜片用与不用，随人自便，均至知痛则止而已。每逢初一日，每足灸二十六壮，初二日灸七壮，初三日至初七同初二日之法行之"。如能坚持施灸，于益寿延年必有好处。

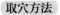

《铜人腧穴针灸图经》："治腰痛大便难，心下结热，风疹风痛，心痛不嗜食，妇人无子咳嗽，身热喉痹，胸胁满目眩，男子如蛊，女子如妊娠，五指端尽痛，足不得践地。"

《扁鹊心书》："远年脚气肿痛，或脚心连胫骨痛，或下粗腿肿，沉重少力。"

《千金翼方》："心中懊侬痛。又：霍乱……转筋。"

《采艾编翼》："中风不语。"

《明堂》："热中少气，厥寒，烦心不嗜食，咳而短少善喘，喉痹，身热痛，脊胁相引，忽忽善忘。足下清至膝。大便难。少腹中满；小便不利。风入腹中，侠脐急，胸胁榰满，衄不止，五指端尽痛，足不得践地。肩背颈痛，时眩。瘖不能言。妇人无子。癫疾。"

⑬ 曲池

曲池（图67），又被称为鬼臣、阳泽。其为手阳明经之俞穴，又为合穴。《穴名释义》说："手阳明脉流注至此穴时，似水流入池中。又取穴时，屈曲其肘而得其穴除凹陷，形似浅池，故名曲池"。

《会元针灸学》亦说："曲池者，曲者曲肘之处也，池者阳经有阴气所聚，阴阳通化，沿气分亦能养阴，故名曲池"。其具有温经散寒、活血通络、清热凉血、消食导滞、祛风明目的作用。

取穴方法

　　　　屈肘，在肘横纹桡侧端凹陷处取穴；亦可屈肘成直角，在肘横纹的尽头处即为本穴。

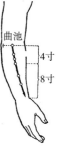

曲池

4寸

8寸

图67 曲池

艾条温和灸、艾条回旋灸、艾炷瘢痕灸、艾炷隔姜灸、温针灸。

主治病症

1. 艾条温和灸：耳聋、耳鸣、感冒、发烧、眼睑炎、结膜炎、荨麻疹、湿疹、皮肤瘙痒症、高血压、疔、疽、疖、肿、神经衰弱、失眠。
2. 艾炷隔姜灸：肩周炎、网球肘、肘关节炎、半身不遂、手臂红肿、痢疾、月经不调。
3. 温针灸：牙痛、鼻炎、头痛、口腔炎、扁桃体炎。

医论摘要

《明堂》："伤寒余热不尽。胸中满，耳前痛，齿痛，目赤痛，颈肿，寒热；渴饮辄汗出，不饮则皮干热，肩肘中痛，难屈伸，手不可举，腕重急。目不明，身热，惊狂，躄痿痹，瘈疭。癫疾吐舌。喉痹不能言。"

《铜人腧穴针灸图经》："治肘中痛，偏风半身不遂，刺风瘾疹，喉痹不能言，胸中烦满，筋缓提物不得，挽弓不开，屈伸难，风臂肘细而无力，伤寒余热不尽，皮肤干燥。"

《马丹阳二十穴歌》："曲池拱手取，屈肘骨边求，善治肘中痛，偏风手不收，挽弓开不得，筋缓莫梳头，喉痹促欲死，发热更无休，遍身风癣癞，针著及时瘳。"

《腧穴学》："月经不调，腹痛如泻，痢疾。"

《备急千金要方》："治瘿恶气，诸瘾疹，灸随年壮，又主身湿淫，时时寒。"

14 三阴交

三阴交（图68）是脾经俞穴，是肝、脾、肾足三阴经的交会穴。其又被称为承命、太阴、下之。具有健运脾胃，调理肠道，滋养肝肾，调节小便，调理月经以及强身保健、益寿延年等功能作用。现代研究证明，三阴交对泌尿、生殖、消化、内分泌、心血管等多个系统皆有调整作用。

取穴方法

在内踝尖直上四横指（三寸），胫骨后缘即是。

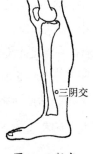

○三阴交

图68 三阴交

艾条温和灸、艾条雀啄灸、艾炷非化脓灸、瘢痕灸。

1. 艾条温和灸：腹胀、腹痛、肠鸣、腹泻、食欲不振、脾胃虚弱、遗尿、尿闭、小便频数、前列腺炎、淋漓不断、尿失禁、失眠、水肿。

2. 艾炷非化脓灸：月经不调、闭经、痛经、产后腹痛、不孕症、遗精、崩漏、带下症、鼻衄、胎位不正、产后血晕、神经性皮炎、湿疹、荨麻疹、高血压、脚气、阳痿、死胎不下、疲劳综合征。

3. 瘢痕灸：强身保健、益寿延年。

《备急千金要方》："卵偏大上入腹""梦泄精""女子漏下赤白及血""脾中痛不得行，足外皮痛""胫寒不得卧""鼻衄，鼻中干燥，烦满狂易""劳淋灸足太阴百壮……食后吐水，灸三阴交随年壮""胆虚寒灸三阴交各二十壮"。

《针灸大成》："主脾胃虚弱，心腹胀满，不思饮食，脾病身重，四肢不举，腹胀肠鸣，溏泻食不化，疝癖，腹寒，膝内廉痛，小便不利，阴茎痛，足痿不能行，疝气，小便遗，胆虚，食后吐水，梦遗失精，霍乱，手足逆冷，呵欠，颊车蹉开，张口不和，男子阴茎痛，元脏发动，脐下痛不可忍，小儿客忤。妇人临经行房，羸瘦，癥瘕，漏血不止，月水不止，妊娠胎动，横生，产后恶露不行，去血过多，血崩晕，不省人事，如经脉塞闭不通，泻之立通。经脉虚耗不行者，补之，经脉益盛则通。"

《肘后备急方》："卒的霍乱，先手足厥冷者。"

《腧穴学》："癥瘕，产后血晕，恶露不行，阳痿，阴茎痛，遗尿，水肿，脚气，失眠，神经性皮炎，湿疹，荨麻疹，高血压。"

《眼科锦囊》："上睑低垂轻症者，灸三阴交。"

《针灸则》："臁疮不愈，灸三阴交七壮至三十壮，则再不发。"

《外台秘要》："集验灸丈夫梦泄法，灸足内踝上名三阴交二七壮。"

三　养生保健灸的处方

"永无病之生涯，实平生最大之幸福也"。养生保健灸受到了历代医学家的重视，而相应的处方也代代相传，这也是先人对我们的慧泽。时至今日，人们在呼唤回归自然的时刻，养生保健灸更得到了人们的青睐，古老灸法也迎来了春天。

① 补肾固精强身灸

肾为人的先天之本。人的生长和发育，主要靠肾的肾气和肾精两大物质基础。肾气、肾精充实、强盛，则会促进儿童的发育，身体健康；青年则朝气蓬勃，精力旺盛，浑身有用不完的劲；中年则精力充沛，性功能正常；老年则耳聪目明，筋骨强壮。

处方一

取穴：命门、肾俞、志室、涌泉。

灸法：可采用艾条温和灸、艾条雀啄灸、艾炷非化脓灸、艾炷隔姜灸、艾炷隔附子灸。

处方二

取穴：肾俞、关元、太溪、涌泉、三阴交、关元俞。

灸法：可采用艾条温和灸、艾条雀啄灸、艾炷非化脓灸、艾炷隔姜灸、艾炷隔附子灸。

处方三

取穴：关元、肾俞、足三里。

灸法：可采用艾条温和灸。（本处方适合中老年人）

② 健脑益智灸

现代人由于过大的工作压力，嘈杂的工作环境，颠倒的休息时间，而出现未老先衰。年青人思维欠敏捷，记忆力减退，给工作和学习带来一定的负面影响。而一些老年人更是出现记忆力障碍和智能减退。艾灸则可疏通经络气血，增加大脑的血流量，调节大脑的神经，促进大脑的发育与思维，消除脑细胞的疲劳，提高大脑的思维和记忆力。

处方一

取穴：主穴：百会、太阳、风府、风池、大椎。

配穴：合谷、足三里。

灸法：可采用艾条温和灸，艾炷非化脓灸。

处方二

取穴：百会、长强、神门。

灸法：可采用艾条温和灸、艾条雀啄灸、艾炷非化脓灸。

处方三

取穴：百会、神门、三阴交。

灸法：可采用艾条温和灸、艾条雀啄灸、艾炷非化脓灸。

处方四

取穴：百会、风池、身柱、心俞、肝俞、肾俞、绝骨、大钟。

灸法：每次选择3～4穴，余穴轮流选取。可采用艾条温和灸、艾条雀啄灸、艾炷非化脓灸。

③ 益寿延年灸

益寿延年一直是人们梦寐以求的。中医养生学千百年来一直进行探索，而艾灸养生经过实践证明，则是增进健康，延缓衰老，进而达到益寿延年的一门科学。南宋时窦材在《扁鹊心书》一书中曾说："于无病时常灸关元、气海、命关、中脘……虽未得长生，亦可保百年寿矣"。窦氏对长寿灸推崇备至，并亲自尝试，颇有心得。长寿灸在日本更为盛行，以致形成"全民灸"的热潮。日本著名针灸家代田文志为此说："灸后能使体质变强，可是不能性急，要有耐性，才能使元气好转，身体健康"。

取穴：神阙、足三里（双）。

灸法：艾条温和灸，每次每穴10分钟，隔日1次。

处 方 二

取穴：甲组：膻中、中脘、神阙、关元、足三里；

乙组：大椎、脾俞、肾俞。

灸法：艾炷隔药饼灸（药粉采用补肾填精、益气健脾、活血化瘀、疏通经络
的中药打粉制成）。甲乙两组穴交替，每穴灸3~4壮，隔日施灸1次。

处 方 三

取穴：关元、神阙、中脘、足三里、身柱、命门、肾俞、三阴交、太溪、涌泉。

灸法：每次选取3~5穴，余穴轮流选用。施艾条温和灸，隔日施术1次。

处 方 四

取穴：足三里。

灸法：艾条温和灸，每3个月灸1次；艾炷瘢痕灸，每3年灸1次；艾炷灸，艾
炷如麦粒，知热即压灭。

处 方 五

取穴：涌泉。

灸法：艾条温和灸，每月灸3次，每次施术15分钟。

处 方 六

取穴：身柱。

灸法：艾条温和灸，每月灸2~3次，每次灸10分钟。

④ 提高免疫力灸

提高免疫力，就是增强身体抗病能力。现在的人由于生活方式的改变而造成体
质的下降。时不时的就会出现感冒，或感冒刚刚好，一有风吹草动，又接上感冒了。
这就是免疫机能下降，对自然界的致病因素的抵抗能力下降，不能很好地起到卫外功

能。而艾灸可调动机体的卫外功能，增强抗御外邪的能力，达到防病保健之目的。

处方一

取穴：肺俞、大椎、合谷、膻中、足三里。

灸法：艾条温和灸、艾条雀啄灸、艾炷非化脓灸、蒜泥灸。

处方二

取穴：风府、风池、风门。

灸法：艾条温和灸、艾炷隔姜灸。

处方三

取穴：风门。

灸法：艾条温和灸、艾炷隔姜灸。

处方四

取穴：足三里。

灸法：艾条温和灸。

处方五

取穴：中脘、神阙、大椎、关元、足三里、三阴交。

灸法：每次选取1~2穴，余穴轮流选用。可采用艾条温和灸。

处方六

取穴：主穴：大椎、关元、风门、肺俞；

　　　配穴：足三里、外关。

灸法：采用艾条温和灸或艾炷隔姜灸。

处方七

取穴：风门、肺俞或足三里。

灸法：艾条灸，每穴灸3~5分钟，每日1次，连灸7日。或3日1灸，连灸7次。

⑤ 强身保健灸

强身保健就是强壮身体，防病保健。其所针对的对象就是身体虚弱或慢性虚弱病患者。正如三国时名医华佗所说的"五劳羸瘦，七伤虚乏"者。

《黄帝内经》说："正气存内，邪不可干""邪之所凑，其气必虚"。故疾病的发生，多是正气处于相对劣势，邪气处于相对优势。而艾灸有拔山之力，可顿挫邪气，攘邪外出，并可扶正补虚，"以火气以助元阳也"。

处 方 一

取穴：足三里。

灸法：艾条温和灸。

处 方 二

取穴：风门。

灸法：艾条温和灸，每穴灸10~15分钟；艾炷隔姜灸，每穴10壮。

处 方 三

取穴：中脘、关元、气海、风门、命门、足三里。

灸法：艾条温和灸，每次每穴灸5~140分钟，每10天1次。

处 方 四

取穴：神阙。

灸法：艾炷隔药灸。取刺五加30g、鼠粪40g，共研细末；每次取3g放神阙穴内，上放艾炷，点燃施灸，连灸2~4个艾炷。

处 方 五

取穴：关元、中脘、足三里、大椎。

灸法：艾条灸，每穴3~5分钟；艾炷灸，每穴5~7壮。每3天灸1次，10次为1疗程，一般灸3~5疗程。

⑥ 健脾和胃灸

中医认为脾胃为人的"后天之本""气血生化之源"，可消化、吸收、转化人体所必须的气血精微。人摄取食物后，汲取其中的精华，化生为气血，供给人体的五脏六腑、四肢百骸、五官九窍，使其各自发挥作用。而这其中的关键就是脾胃的功能。脾胃功能健全，则气血旺盛，身体健康；反之，则气血不足，体质虚弱。艾灸能增强脾胃的运化功能，调节胃肠，促进营养物质的转化和吸收，促进新陈代谢，起到养生保健作用。

处 方 一

取穴：中脘、天枢、脾俞、胃俞、足三里。

灸法：可采用艾条温和灸、艾炷隔姜灸、艾炷隔附子灸、艾炷隔葱灸、艾炷隔陈皮灸。

处 方 二

取穴：百会、中脘、关元、气海、脾俞、胃俞、肾俞、足三里、三阴交。

灸法：可采用艾条温和灸。每次选取3~5穴，余穴轮流选用，每穴灸10~15分钟。

处 方 三

取穴：上脘、中脘、下脘。

灸法：可采用艾条温和灸或艾炷隔姜灸。

处 方 四

取穴：足三里。

灸法：艾条温和灸。

⑦ 养心安神灸

中医认为："心主神明"。认为人的神志和心紧密相连。当心的功能正常时，人的思维、意识、记忆和睡眠都处于积极、稳定的状态。但是，一旦心的功能出现障碍，则就会出现失眠、健忘、多梦、心慌心悸、神经衰弱等症状。

艾灸利用其温热刺激，可以温通血脉，益气活血，改善心脏功能，镇静安神，促进睡眠；同时心神气血调和，则精力充沛，思维敏捷，耳聪目明，记忆力强，是养生保健的重要内容之一。

处方一

　　取穴：膻中、巨阙、心俞、内关、神门、足三里。

　　灸法：可采用艾条温和灸、艾炷非化脓灸、艾炷隔姜灸、灯火灸。

处方二

　　取穴：百会、四神聪、神庭、本神、神门。

　　灸法：艾条温和灸或艾炷非化脓灸。

处方三

　　取穴：百会、内关、神门、足三里。

　　灸法：艾条温和灸或艾炷非化脓灸。

处方四

　　取穴：心俞、百会、神门、内关、太溪、涌泉、三阴交。

　　灸法：艾条温和灸或艾炷非化脓灸、艾炷隔姜灸。

⑧ 消除疲劳灸

　　中医十分重视"精、气、神"，认为其代表了人是否精力充沛，生命力是否旺盛。但是，当前由于工作压力、思想紧张、生活无规律以及垃圾食品和垃圾饮料的充斥，使得一些人出现了亚健康状态，最突出的表现就是身体极度疲劳，即使卧床休息后，仍然得不到缓解；同时伴有失眠，健忘，精神抑郁，焦虑，情绪不稳定，注意力不集中等。

　　艾灸可以温经通络，改善血液循环，增加血流量，提高机体的代谢能力，正如《千金要方》所指出的："此灸讫，令人阳气康盛"。阳气盛则可扫除阴霾，令人精神抖擞，浑身有使不完的力。

处方一

　　取穴：大椎、命门、长强、涌泉。

　　灸法：艾条温和灸或艾炷非化脓灸。

取穴：大椎。

灸法：艾条温和灸。

处 方 三

取穴：至阳。

灸法：艾条温和灸或艾炷非化脓灸。

处 方 四

取穴：关元。

灸法：艾条温和灸或艾炷隔姜灸。

处 方 五

取穴：中渚。

灸法：艾条温和灸。

⑨ 小儿保健灸

小儿在生长发育过程中，许多脏腑的功能还不够健全，中医称之为"稚阳稚阴"与"纯阳之体"，正如医学家钱乙所说："小儿在母腹中，乃生骨气，五脏六腑成而未全……全而未壮"。亦即脏腑娇嫩，形气未充。古代医家概括："心肝有余，肺脾不足，肾常虚"的生理病理特点。

艾灸则可促进小儿生长发育，宣肺气，健脾胃，泻实补虚，提高小儿的抗病能力，保证其健康成长。特别是对一些先天不足，体质虚弱的小儿，坚持长期施灸，可同样达到强身保健，防病治病的目的。

处 方 一

取穴：身柱、肺俞、风门、足三里。

灸法：艾条温和灸。

处 方 二

取穴：身柱、风门、灵台、孔最。

灸法：艾条温和灸或艾炷非化脓灸。

<u>处 方 三</u>

　　取穴：（1）强身保健：身柱、天枢；

　　　　　（2）健脾和胃：神阙、天枢、脾俞；

　　　　　（3）补肺益气：风门、肺俞、天柱、大椎、膏肓俞；

　　　　　（4）健脑益智：身柱、大椎、膏肓俞、肾俞。

　　灸法：艾条温和灸、艾炷非化脓灸、艾炷隔姜灸、艾炷隔蒜灸、灯心草灸、
　　　　　线香灸。

⑩ 中老年保健灸

　　中医认为："肾为人的先天之本""脾胃为后天之本"。肾阳是人生命活动的动力。《素问·生气通天论》说："阳气者，若天与日，失其所，则折寿而不彰"。人之所以衰老，就是肾阳逐渐衰微的结果。《调摄》书中指出："胃主受纳，脾主消导，一纳一消，运行不息，生化无穷……故胃强则肾充而精气旺"。但随着年龄的增加，脾胃运化水谷能力的下降，失去濡养，则会衰老加速。

　　艾灸则可滋补肝肾，健脾益气，补肾壮阳，行气活血，舒通经络；具有调节血压，降低血脂，增强脏腑功能，防病保健，延缓衰老的作用。正如《扁鹊心书》所言："阳精若在必长生"，是中老年的保健之灸。

<u>处 方 一</u>

　　取穴：中脘、脾俞、肝俞、肾俞、命门、志室、涌泉。

　　灸法：可采用艾条温和灸或艾炷非化脓灸。

<u>处 方 二</u>

　　取穴：关元、足三里。

　　灸法：艾条温和灸或艾炷非化脓灸。

<u>处 方 三</u>

　　取穴：（1）调节血压，预防和治疗中风：足三里、曲池；

　　　　　（2）益气固精，补肾助阳：气海；

（3）体虚易感冒或有呼吸系统疾病：肺俞、风门、大椎；

（4）健脾补肾：关元、肾俞、三阴交。

灸法：艾条温和灸或艾炷隔姜灸。

附：古代熏脐养生灸处方

追求健康长寿，是人们始终不渝的目标。我国历朝历代的先贤都有所突破和孜孜不倦探求，也给后世留下了许多养生、长寿的处方。这些宝贵的财富，至今仍能发挥作用，并给人以启迪。这里，我们只括选数个处方，以管窥豹耳。

*长生延寿丹（明·李梴《医学入门》）————

药物组成 人参、附子、胡椒各21g，夜明砂、没药、虎骨、蛇骨、龙骨、五灵脂、白附子、朱砂、麝香各9g。

艾灸方法 将以上药共打成细粉，另取白面调和作成条状，围脐一圈；取上药粉1/3，填于圈内脐中，以手紧按，上扎数孔，另取槐树皮一块盖于药上，以艾火灸之，令热气透身，患者可感倦沉如醉，灸至五六十壮，遍身大汗。如不汗者则病不除，可于三五日后再灸至汗出为度。注意慎风寒，戒生冷、油腻，保养一个月。妇人腹冷无子尤宜此灸，去麝香加冰片3g。

作用 强身壮体，延年益寿，可除百病。

*太乙真人熏脐法（清·吴师机《理瀹骈文》）————

药物组成 麝香、龙骨、虎骨、蛇骨、附子、木香、丁香、乳香、没药、雄黄、朱砂、灵脂、夜明砂、胡椒、小茴香、青盐、两头尖各等分。

艾灸方法 将以上药共打成细粉，另取白面调和作成条状，围脐一圈；取上药粉将以上药（处麝香外），打成细粉。先将麝香填入肚脐内，在脐外用荞面和水制成堤状，再将以上药粉放于其内，上盖槐树皮，在树皮上放艾炷灸之，以汗出为度。如畏灸者，可将艾和药装布袋内，敷腹上，以熨斗熨之，逼药气入肚，但令温暖即止，亦效。注意慎风寒，戒油腻、生冷、酒色等。

作用 补诸虚百损，益寿延年。通治劳损、失血及阳虚遗精。

* 彭祖小续命蒸脐秘方（明·龚廷贤《万病回春》）

药物组成 乳香、没药、雄鼠粪（一头有尖者）、青盐、两头尖、川续断各3g，麝香0.6g。

艾灸方法 先将诸药研为细末，熏蒸前，令受术者饱食，并用荞麦面和水成团，捏成一圈在脐周，在脐和圈内放入药末，再将半分厚槐树皮放于圈药之上，置豆大艾炷灸之，则百脉和畅，毛窍皆通，冷汗如雨，久之觉饥，再食再灸；灸至行年岁数止，无病者连日灸之，有病者3日1次，灸至腹内作声作痛，大便有涎沫等物出为止。只服米汤，兼食白肉、黄酒以助药力。槐皮如觉焦色，即易新的。凡灸后容颜不同，效应可验。

作用 壮固根蒂，保护形躯，熏蒸本原，除却百病，蠲五脏之疾病，保一身之康宁。有回生济世之功，保益寿延年之妙。每年中秋日熏蒸一次，却疾延年，撤上部之火邪，去心肠之宿疾。妇人月经不调，赤白带下，男子下元亏损，遗精白浊，阳事不举，并皆熏之。

* 济众熏脐法（清·吴师机《理瀹骈文》）

药物组成 川乌、乳香、没药、雄鼠粪、续断各0.6g，麝香0.3g。

艾灸方法 麝香单研，余药共研成细粉，当患者饮食后，将麝香填入脐内，脐外用荞麦面制成一堤状圈，将药粉放内，上盖槐树皮，艾炷置树皮上灸之，勿令痛，否则反泄真气，每年中秋灸1次，隔2日后再灸，灸至脐内作声，大便下涎物止；只服米汤、白粥、黄酒助力。

作用 强身健体，延年益寿。并治虚劳，骨蒸潮热，咳嗽吐血，两颧发红，自汗或盗汗，梦遗、早泄。

* 熏脐治病法（明·杨继洲《针灸大成》）

药物组成 五灵脂（生）15g、青盐（生）15g、乳香3g、没药3g、夜明砂（微炒）6g、地鼠粪（微炒）9g、葱头（干）6g、木通9g、麝香少许。

艾灸方法 先将上药研为细末，再取荞面和水制成面圈，置脐上，将药粉6g置脐内，将槐树皮一块剪成钱状，放脐上，置艾炷灸之，每岁1壮，药与槐皮不时添换。俟后开日时，取天地阴阳正气，纳入五脏，诸邪不侵，百病不入，长生耐老，脾胃强壮。

立春巳时，春分未时，立夏辰时，夏至酉时，立秋戌时，秋分午时，立冬亥时，冬至寅时。此乃合四时之正气，全天地之造化；灸无不验。

作用 强壮脾胃，抗病祛疾，长生耐老。